LOCUS

LOCUS

LOCUS

LOCUS

Smile, please

Smile 151

經絡解密 卷六

解開腎經先天之本與奇經八脈的身世之謎

——腎經＋奇經八脈

作者 沈邑穎

策畫 蕭菊貞

封面畫作 吳冠德

內頁圖 小瓶仔

責任編輯 李濰美

美術設計 許慈力

校對 余宛眞、鄒牧帆、張薇馨、林坤立

陳立山、張玉玲、蕭菊貞、沈邑穎

出版者：大塊文化出版股份有限公司

台北市 105022 南京東路四段 25 號 11 樓

www.locuspublishing.com

讀者服務專線：0800-006689

TEL：(02)87123898　FAX：(02)87123897

郵撥帳號：18955675　戶名：大塊文化出版股份有限公司

法律顧問：董安丹律師、顧慕堯律師

版權所有　翻印必究

總經銷：大和書報圖書股份有限公司

地址：新北市新莊區五工五路 2 號

TEL：(02) 89902588　FAX：(02) 22901658

初版一刷：2021 年 6 月

初版六刷：2024 年 1 月

定價：新台幣 680 元

Printed in Taiwan

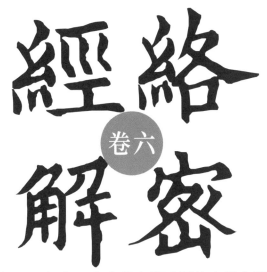

經絡解密

卷六

解開腎經先天之本與奇經八脈的身世之謎

腎經 ＋ 奇經八脈

沈邑穎 醫師

目錄

357 | # 腎經的保健

腎經是十二經絡系統的第二團隊：
高度社會化「聚餐團隊」的圓滿壓軸

十二經絡系統的第二組團隊包括手少陰心經、手太陽小腸經、足太陽膀胱經和足少陰腎經四條經絡系統，即手足「少陰太陽」系列，其中，心經與小腸經為表裡經，腎經與膀胱經為表裡經。

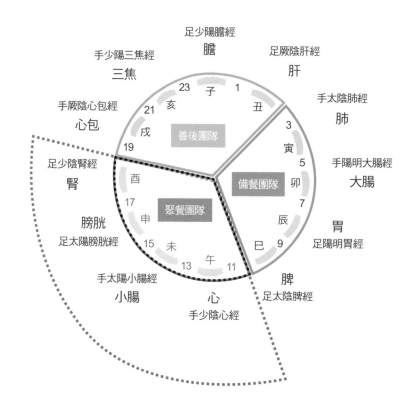

命名「少陰太陽」及「聚餐團隊」之緣由

在第一團隊中，肺經與脾經屬於「太陰經」，太陰就是大陰，肺與脾的陰性特質都非常強烈，為了提供人體所需養份而忙碌著，宛如家中的長女與母親，且兩經都循行在人體的前面，肺臟與脾臟也都位於身體較為前面的位置。

在第二團隊中，少陰太陽四條經絡主要循行在人體的後面，這個「深藏不露」的特性主要與心臟和腎臟位在人體較深層部位有關。

心經和足腎經皆命名為「少陰經」，還與功能有關。心與腎雖然屬於陰臟，但心的五行屬火為君主之官；腎的五行屬水為先天之本，藏有人體的元陽元陰。心與腎都兼含陽性特質，相對而言，陰性特質較少，所以屬於「少陰」。

在日常生活中，心腎與社會化、學習、記憶等有關，心主神志，與 EQ 情緒商數有關，腎主藏精，與 IQ 智力商數有關，無論 EQ 或 IQ 都需要充分營養，心與腎就成為人體最耗能的兩臟，因此本團隊才稱為「聚餐團隊」。

小腸經與膀胱經會命名為「太陽經」，猜想人類演化過程中，歷經四足動物階段，行走時背部朝天，面對太陽，加上這兩條經脈陽氣也旺盛，所以中醫才會將此循行於背部的經脈稱為太陽經吧！背部有脊椎、肋骨及強壯的肌肉保護，加上功能強大的太陽經一起守護，所以當遇到危險時，人類與許多動物都會基於動物本能，將身體向腹部一側蜷縮起來，以保護重要的內臟，而背部則作為人體的防護網。

　　腎臟是生命的第一個守護神，也是最終的送行者。相對於熱情外顯的心臟，黑色屬腎，腎臟是最為低調內斂臟腑，卻有「背景雄厚」，獨具許多攸關生命成長發育的功能，如：

　　腎主水，為先天之本，腎主藏精，類似種子「全有」概念，攜帶來自父母親的 DNA，是生命的根源，存有個體未來生長發育的藍圖。

　　腎主納氣，與肺合作，維持正常呼吸。腎臟參與了生命的第一個與最後一個呼吸，貫穿整個生命歷程。

　　腎主骨生髓，掌管腦髓，加上腎經貫穿脊椎，握有學習累積知識與個體健康成長（轉骨）的關鍵。

　　心腎統領所有臟腑，共同承擔身體所有疾病最後的轉歸。

十二經絡系統「聚餐團隊」的特色

第一團隊太陰陽明組合為「備餐團隊」，善用空氣和食物來製造氣血津液，並提供幸福感與愛的能量給少陰太陽組合。第一團隊在處理氣機和飲食方面，都是有入有出，維持人體內外氣機的平衡。

第二團隊的「聚餐團隊」則是接受來自第一團隊的養份和能量，推動生命展開多采多姿與外界連結的生活和文明。

在此團隊中，心與腎分主人的 EQ 與 IQ，可以視為人類社會化過程中重要的兩大推手。加上心與腎在人體部位上，為上下對照，特性為熱與冷的對照，同時也是光明與黑暗的對照。心屬於火熱的太陽，充滿能量，個性外放；腎屬於冷靜的水液，個性深沉內斂。心為太陽屬於天上，光明外顯，加上屬火，火性炎上，面部對應區

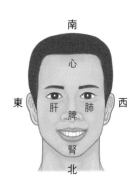

面部的五臟方位圖

在上部的額部；腎為陰水屬於地下，黑暗而沉潛，加上屬水，水性下流，在面部對應在下巴的頷部，中醫稱為「額心，頷腎」。

此外，心與腎還有視覺與聽覺的對照。心經與眼睛關係密切，還寄竅於耳，對於眼睛所看，耳朵所聽的事情產生感受與判斷。

腎臟是人體的種子，眼睛也類似人體的種子，因此腎臟與眼睛功能有關，腎主要開竅於耳，與聽覺及活動時的平衡感關係密切。腎開竅於耳，加上腎經有些部位採取螺旋式的循行，讓人體維持旋轉活動時的平衡。

在十二經絡所形成的三個團隊中，唯有第二團隊有著如此對立分明的關係，而這些對立關係都是來自天地的特色，天地氣機相交則氣候溫和，萬物繁茂，在人體心腎相交，水火交融，則氣血順暢，陰陽平衡，是維持身體健康的必備條件。

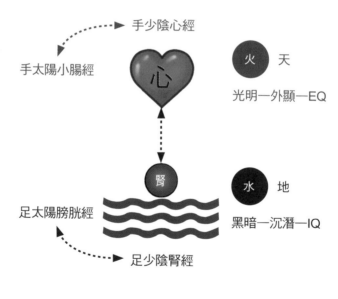

聚餐團隊特性圖

《經絡解密》導言

為什麼我們需要認識人體經絡？

　　中醫發現這個精妙的人體連結系統，因為有著如紡織物的網絡狀態，就稱之為「經絡」，是維持生命的重要系統。中醫經典《黃帝內經》中強調，經絡深深影響一個人的生老病死四大環節，如果經絡照顧得當，就可以健康長壽。

　　十二經脈是臟腑運送氣血至全身的重要通路，人體的組織器官從而得到充分的營養，身體自然健康。反之，如果經脈阻塞氣血無法送達，與這條經絡所連結的臟腑與軀幹四肢，就會失去營養而產生不適或疾病，中醫稱為「不通則痛」。因此想要健康，經脈務必要暢通，「通則不痛」，組織器官得到營養，痛感自然就解除了。

　　經脈除了與一般人有關之外，它更是中醫師習醫的核心基礎，而且學無止境，未來醫療能力的高下取決於經絡的了解和應用，值得窮畢生之力去研修，去探討。

為何用對穴位，就能產生神奇的療效？

　　穴位在經絡系統上，是經脈裡面的氣血輸注到體表的部位。

穴位就像是經絡列車的停靠站，每條經絡都跟鐵道沿線一樣，滿佈著大大小小的穴位，它們的功能主要來自所屬的經絡系統。不同的經絡系統互相支援，互補互助守護著人體。

認識經絡與穴位，也是認識人體小宇宙的金鑰，治療疾病不能只是頭痛醫頭，腳痛醫腳，要找到病根病因，善用經絡特性，從正確的穴位下手，自然能產生好的療效。

經絡四大系統好像有點複雜，該如何理解？

經絡系統是人體運行的設計傑作，有許多奧秘等著我們去挖掘探索。但許多中醫初學者卻一聽到經絡四大系統就皺眉頭了，擔心自己讀不懂。我在《經絡解密》系列書中以現代智慧型手機來作比喻，經絡系統就跟手機傳輸線一樣！人體內在臟腑好像手機，經絡系統就像傳輸線，人體的四肢末梢則像傳輸線的插頭端。

書中的經絡圖有何不同意義？循行是單側，還是對稱呢？

在這套書中，每條經絡系統都有三種圖來說明，分別是：人形圖、循行簡圖、經穴圖。

1. **經絡人形圖**：標示經絡在人體的循行路線，簡稱「經絡圖」。經絡系統同時存在人體兩側，但為了便於觀看，將經脈、經別及絡脈繪製在人體的左側，黑色為經脈，藍色為經別，綠色為絡脈；經筋則以藍色色塊標示在人體右側。

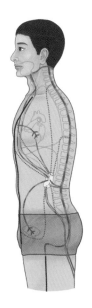

腎經經絡圖

2. **經絡循行簡圖**：將經絡循行以色塊及線條表現，比較容易掌握要訣。因為長得很像捷運路線圖，簡稱為「捷運圖」。捷運圖的顏色及形狀都有經過特殊思考

經脈　　　　　經別　　　　　絡脈　　　　　經筋

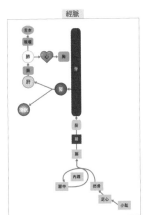
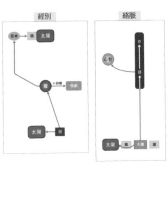
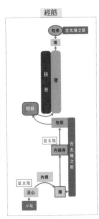

腎經捷運圖

喔！包含臟腑本身所屬的顏色，四肢顏色較淡，軀幹顏色較深。經筋部分，凡是結聚的部位，都會再用黑線框起來。

3. 經穴圖：將屬於本條經脈的穴位連結而成。

穴位是人體珍貴氣血輸注的部位，聰明的人體會將寶貴資源做最佳分配。身體重要部位會有許多經脈通過，但不一定每條經脈都會有穴位；經脈所經之處，也不一定都有穴位分佈。如厲害的腎經經脈通過下肢部、腰背部和胸腹部，所有穴位都分佈在下肢和胸腹部，而腰背部就交由實力堅強的好隊友膀胱經脈去分配。

所以，經穴圖通常比經脈圖簡單，對於學習者而言也較為容易掌握。但若要了解穴位的功能及應用，還是須要回到經脈系統，經穴圖只是方便法門而已。

「解密」與「中醫師不傳之祕」有何不同？

✪ **解密**：較為深入的內容說明，適合有中醫基礎，或對於中醫有進一步興趣的讀者。

📖 **中醫師不傳之祕**：偏向中醫專業內容，適合有較深的中醫基礎，或者從事中醫與相關醫療的讀者。一般讀者若覺得較為艱深，可以略讀或越過。

腎經總論

認識中醫的腎臟觀

一、從植物的生命歷程來理解

腎臟具有複雜多樣的特性，對中醫師的學習而言也有一定的難度，本書的切入點將回歸到「天人相應」的中醫最高指導原則來談腎經。

我認為人的生命歷程跟植物非常相似，甚至不妨想像：我們就是一棵樹！

每個人都像一棵大樹，其生命的源頭來自種子，這顆種子包含母樹遺傳給它未來成長發育及繁衍的生命藍圖。我們都知道，植物需要陽光、空氣、水方能成長，每顆種子吸取地下的水份和土壤的養份，加上空氣和陽光的能量，就能依據這份藍圖，逐步成長為和母樹類似的大樹。

日本學者栗山茂久在《身體的語言》一書中指出，中醫對於內臟與其所控制的部位，包括內在的生命核心及外表呈現等等，都是「植物」的概念，不同於古希臘的解剖學是以動物為中心來思考。栗山先生的觀點，再次印證我對於「人就是樹」的看法，也很感佩國外學者能歸納出中醫以「植物」的概念來思考人體的

核心價值。中醫治病向來重視「標」與「本」的問題，尤以治根本為強項，而標、本兩字都是木字邊，顯然以中國字的延伸喻意來說，也暗示了人與植物的關聯。

中醫則是將這些促進植物成長的自然資源與五臟配搭，如五行特質中，腎屬水，脾屬土，肝屬木，肺屬金與空氣的潔淨相對應，心屬火與陽光相對應。

在此，我們就借用樹木的概念來解釋中醫對於腎的看法。

以樹木的成長助力來看，腎是水份的供應者。從樹的主體來看，在生命之始，腎就是種子，其實腎臟長得也很像種子啊！腎也是發芽以後仍埋在土中的樹根；在成長期，腎將根深深固著在土壤中持續吸收養份，讓枝幹不會輕易被風雨擊倒，可以安穩的向上繼續成長。台灣有句俗諺說：「樹頭若是踩得穩在（站得穩），就不怕樹尾做風颱。」說明了扎根的重要性。面對蟲害或外在損傷時，只要危及樹根，這棵樹就回天乏術了。中醫有「久病及腎」的說法，指出腎是人體最後一道防線，各種重病或久病最後都會傷及到腎，一旦腎臟嚴重受損就生命垂危，這跟樹根損傷的概念是一致的。

回到人體來討論。從一個受精卵逐漸發育成人體的過程中，

五臟也扮演重要的角色，尤其是腎臟，不僅是水，也是那顆包含了人體未來成長藍圖的「種子」，以現代醫學來看，就像保有遺傳物質的 DNA，因此中醫稱腎為「先天之本」。

中醫認知的腎臟不僅是人體生命的「種子」，它也影響生長、發育與生殖能力，當個體需要像大樹一般向上成長時，也需由腎臟提供堅實的衝力，一路過關斬將。此外，腎臟還貫穿所有生老病死的過程，所以腎臟既是生命之始，成長過程，也包含生命最後一個氣息。

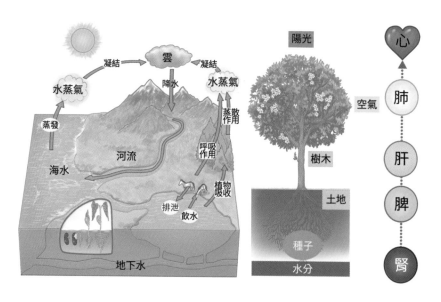

種子在土裡，但下方藏有地下水。

每個人的生命過程都像樹木的成長歷程，位於脾土之下的腎水，就像大自然的地下水，位於生命最深處，且將所有的祕密及資源藏在一個珍貴的盒子中，隨著生命成長所需，會適當的提供出來加以應用。當然它也需要其他臟腑的回饋，讓腎水寶盒不虞匱乏，人體才得以長保安康，所以腎臟是生命的最後一道防線。萬一很不幸的，其他臟腑功能嚴重失調，腎水寶盒不僅得不到補充，還得持續輸出資源，一旦寶盒被掏空，生命再無挹注，人生只好謝幕了。

　　有了這些概念之後，就比較容易理解中醫對於腎臟的看法，大家可參考下頁腎臟功能概念圖。將腎臟功能與植物的生長模式連結後，更能清楚了解中醫對於腎的見解，是非常符合天地自然規律。

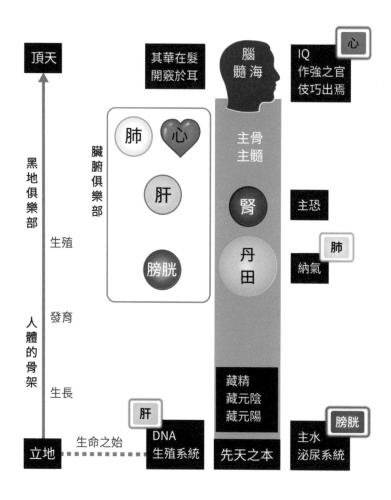

腎臟功能概念圖

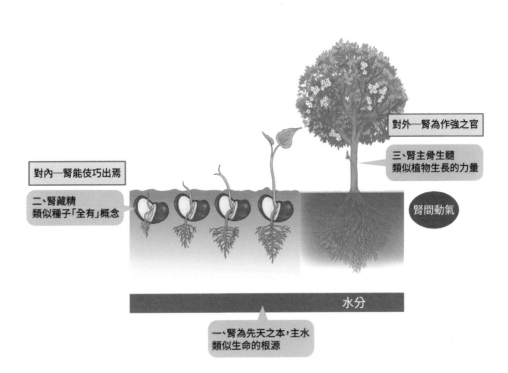

對內—腎能伎巧出焉

二、腎藏精
類似種子「全有」概念

對外—腎為作強之官

三、腎主骨生髓
類似植物生長的力量

腎間動氣

水分

一、腎為先天之本,主水
類似生命的根源

腎臟功能與植物生長模式連結圖

二、腎主水，為先天之本，類似生命的根源

生命的演化源頭來自於水，我們居住的地球大約三分之二是海洋，生命孕育的搖籃也多處於潮間帶和沼澤濕地。人體彷彿是地球的縮小版，身體大約三分之二是水，可見水對於人類是非常重要的元素。現代科學家說濕地是地球之腎，與中醫對於腎的觀察相符。從演化歷程來說，生命存有來自海水的記憶，中醫則認為腎是「生命之根」、「先天之本」，有主宰生命的作用，可見腎與水有強大的關聯性。

中醫說腎主水，腎在五行顏色中屬黑色，水淺清澈，水深則黑，這是因為比較淺的水能透光，清澈見底，而比較深層的水吸納了可見光之後，顏色就顯得深不可測，就像台灣周圍的黑潮，因為是非常乾淨的海流，較少有懸浮物的反射光，因而顏色特別深邃。五臟之中「心部於表，腎治於裡」，腎主的水不同於體表津液的水，而是人體深層的水脈，因此中醫觀察大自然的道理，認為黑色是水結之色。

再加上大自然中地下水位於土壤之下，部位在下方，性質主沉降，這樣的特質也呈現在脈象上，《內經》說「腎脈石」，意思是腎臟的脈位比較沉比較重，像石頭一樣，需要稍微用力才能把到脈。

水性屬寒，在北半球的五行方位中北方是偏寒的，所以腎水屬北方，四季中最冷的季節是冬天，腎也與冬天相通。四季的特質是春生、夏長、秋收、冬藏，因此腎臟也具有「封藏」或「閉藏」的特質。這樣就能理解人與天地對應表中腎臟的特色。

五臟	五腑	人與天地對應							
		五行	五方	五季	五氣	五化	五色	五味	五音
肝	膽	木	東	春	風	生	青	酸	角
心	小腸	火	南	夏	暑	長	赤	苦	徵
脾	胃	土	中	長夏	濕	化	黃	甘	宮
肺	大腸	金	西	秋	燥	收	白	辛	商
腎	膀胱	水	北	冬	寒	藏	黑	鹹	羽

腎主水的特質也可應用在人體上，在下頁左側五臟與天地對應圖中腎屬北方，位於下方，右側面部與五臟方位對應也是如此。依據中醫診斷學說：「左頰部肝，右頰部肺，額心頦腎，鼻脾部位。」腎水屬北，位於下巴處，與心火屬南，位於額頭遙遙相望。人與天地皆相對應，這就是中醫「天人相應」之理。

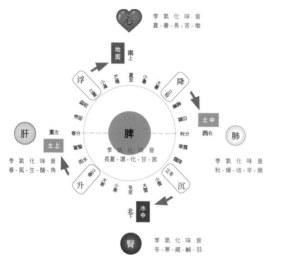

五臟與天地對應圖

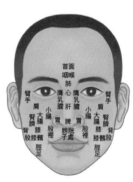

面部的五臟方位圖

面部對應臟腑圖

　　《內經》提到面部臟腑分配，面部中央是大腸，大腸兩側者是腎，所以腎臟反應區大約在顴骨的外下方處。臨床上我們比較常用面部五臟方位圖來觀察腎臟功能。

1. 五行屬水

腎臟主水的特性，對應在人體最直接的現象就是掌管泌尿系統，這方面與現代醫學對於腎的知識一致。許多人只要看到腳水腫，第一個念頭通常是：「我的腎是不是出問題了？」

腎主水的功能不僅是簡單的將水排出體外而已，其功能主要是依靠腎陽對水液的氣化來實現的。腎陽就像爐火，氣化功能就像點火將生水煮成開水，一般的水經過腎臟的「蒸氣」功能，轉化成可以安心使用的津液，如此一來，腎臟就能主持全身津液的生成、輸佈和代謝，調節水液的平衡，不僅輸送有營養的水液到全身，也將各臟腑組織代謝應用後的濁液排出體外。

簡單說，腎就是身體的自來水公司。

腎與膀胱為相表裡的臟腑，腎是膀胱的大老闆，膀胱的開闔功能依賴腎臟的氣化。如果腎氣充足，氣化正常，膀胱就能正常開闔，開則小便出，闔則小便禁；如果腎的氣化功能失常，膀胱開闔也隨之失常，不開則水液停留而小便不利、水腫，不闔則水液失禁而頻尿、多尿，甚至遺尿等。

腎臟與老化密切相關，腎功能退化也是人體的老化，最常見的就是水液代謝開始紊亂，常看到中老年人小便頻繁但量少，尤其一晚好幾次夜尿，影響睡眠甚巨。

自然界的水，其根源藏在地表深處，人類也一樣。腎經起於人體最低的位置：足底，此處正是人體藏水處，跟地球藏水的概念一致。足心有個穴位稱為「湧泉穴」，足底三面有骨頭圍繞，只有足弓處沒有，人體所藏的水經湧泉穴從足心經過足弓而出，就像水流從山谷或水井而出一樣，由最低處向外向上湧出。腎也是五臟之中位置最低者，由此可見，低位的腎臟必須具有很好的衝勁，才能向外向上發展，就像種子發芽一樣，這個上衝的概念貫穿整個腎經系統。

　　然而過猶不及，如果腎氣上衝過度就會出現異常的氣逆情況，《金匱要略》中生動地把這個特殊現象稱為「奔豚」。古代中醫將臟腑特色搭配常見家畜，豚即是豬，傳統認為豬是水畜，所以與主水的腎臟相通，「奔豚」兩字完全呈現本證有一股氣由肚臍下方向上衝逆，好像逃出圍欄的豬隻橫衝直撞，向上狂奔，令人煩躁（後文會詳述）。臨床上遇過幾例，西醫檢查都無異常，常被誤診為身心症，其實只要運用中醫診治思路就能多所改善。

2. 五味屬鹹

　　腎與鹹味的關係也是人體與自然相對應的現象，臨床上我們常透過把脈和檢查內踝來「抓包」飲食過鹹的病人。

為什麼說是「抓包」？話說我常提醒年輕醫師不要太相信病人說的話，一定要親自診察。倒不是病人會說謊，而是他們常將一些情況視為正常。譬如重鹹的人通常不會認為自己吃得太鹹，曾經在家訪時遇到一戶人家，餐桌上擺了醃瓜，吃的時候還淋上醬油，問他們這樣會不會太鹹？老人家回說：「不會呀！剛剛好而已喔！」正因為不覺得太鹹，所以還會持續這樣吃。

　　當病人將這些視為正常時，不但不去調整飲食，也不會刻意告知醫師。然而身體是會洩密的，醫師的職責就是去「傾聽」身體的密報，「抓包」病人沒有告知的事情，然後派出清潔大隊將過多鹽份淨除。

　　飲食太鹹者通常會在腎的脈位（尺脈）上出現異常脈象，如特別浮腫或硬感等。長期飲食過鹹，內踝後側太溪穴附近的皮膚偏乾，甚至出現脫屑、凹陷等，一旦影響到腎臟，也會禍及腎所藏的水份，出現失眠、腰痛、掉髮等現象。為何會如此呢？

　　人體臟腑都有與其特別對味的味道，因腎主水，海水味鹹，所以鹹味就特別親近腎臟，中醫也說「鹹走腎」，「腎欲鹹」，鹽份是身體機能所需，這是正常現象。但若體內留存過多鹽份，就像婆婆媽媽們醃菜會加鹽巴脫水一樣，人體也會出現類似的脫水現象，水份不足就會口乾舌燥，《內經》說：「腎苦燥，急食辛以潤之，開腠理，致津液，通氣也。」建議吃一些辛味的食物，

如香菜或蔥這些有點嗆味的，幫忙打開毛孔，通暢津液，以便滋潤腎的乾燥。

如果長期吃得太鹹，不僅水份不夠，也會導致血液中水份減少，變得濃稠，血行不利，對此《內經》也有說明：「多食鹹則脈凝泣而變色。」意思是吃太鹹的人，血脈運行會出現凝結澀滯現象，血色會變深，皮膚也會跟著變色。依據中醫理論，鹽份不僅走腎，也會走入血份。相信許多人都跟我有類似經驗，就是吃得太鹹之後，口乾舌燥，舌頭甚至乾到會起刺感，喝再多水都不能止渴，心情非常煩躁，如此一來當然難以入眠，頭髮乾裂，腰部肌肉乾硬疼痛，這就是鹽分走入血分的現象。

《內經》指出「腎病者，顴與顏黑」，暗沉的面色不僅出現在腎衰竭的病人，喜歡吃重鹹的人面容也會變得粗粗醜醜，身體成為「乾癟四季豆」。所以建議大家吃清淡一些，免得把自己「醃乾」變醜了。

3. 五色屬黑

黑色與腎臟主水有密切關係，腎主水，如果水藏在地底下，如地下水，就暗不見天日，如果水很深如深海，就會呈現藍黑色，所以藍色也應該列入腎的色系。

前文提到，黑潮得名於較其他正常海水的顏色更深，這是由於黑潮內所含的雜質和營養鹽較少，陽光穿透海水表面後，較少被反射回水面，可見光不見了，就呈現出黑色。黑色被定義為沒有任何可見光進入視覺範圍，從前述植物的概念來看，腎就是生命的種子，植物種子埋在土中等候發芽，這和人類受精卵在母體中等待成長，意義相同，這段蟄伏期都是黑暗一片。

因此，腎主黑色有兩極化的意義：黑暗與清淨，都蘊含豐富的生命概念。

在《卷一・肺經》中介紹過白色屬肺金，與肺愛乾淨不沾鍋的特質類似；黃色屬脾土，是果實成熟的顏色；紅色屬心火，與火的顏色及心的熱情相應；此處黑色屬腎，除了與水有關之外，也與腎主冬藏，低調而神秘有關。您看，顏色與臟腑的對應是不是很奧妙！

黑色也有文化上的意涵。在西方傳統文化中，黑色比較屬於負面意義，如死亡、恐怖與深沉的哀傷等等。東方傳統文化對於黑色另有見解，尤其中國人對於黑色有特殊情感，遠古文化中，黑色是北方的象徵，代表「水」，也代表天，所以有「天地玄黃」之說，從現代太空船傳輸的資料來看，印證宇宙穹蒼確實是暗色系；太極圖以黑色表示陰的特質，而傳統水墨畫僅用水與黑墨，透過墨的濃淡和大量留白就能呈現畫作的氣韻及意境。

現今東西文化交流密切，對於黑色的見解也逐漸接近，如在服裝界黑色有時尚感，但在政治圈，黑函、黑金等都是負面意義。

民間對於黑色則有一些趣味的看法，如黑面包公代表鐵面無私的正義感，有時也會直接運用黑色字意，如「黑手」可以是具有專業維修技術的師傅，他們的手因常碰觸機械機油而沾染，也可泛指隱藏於幕後操控事件的人，這些人通常只能躲在暗處不能見光。所以黑色也跟腎的雙重特質一樣，具有正負兩極的看法。

《內經》列出病機十九條，其中三條與腎有關：

【諸寒收引，皆屬於腎】指腎性屬寒，熱脹冷縮，寒冷會導致收引緊縮的現象，如肌肉攣縮的抽筋等。

【諸病水液澄澈清冷，皆屬於寒】指體內排出的水液如鼻涕、尿液等，質地清稀透明又兼冷感者，都屬寒證；

【諸厥固泄，皆屬於下】指凡是手足逆冷、大便秘、腹瀉等症都屬於下焦疾病。腎位於下方，故與腎相關。

以上三個病機都是診治腎臟疾病時很重要的原則，特別在此篇章將腎的特質做了整理，這也是中醫師臨床上常用的法則。

腎臟三部曲

一般中醫基礎理論書籍都會介紹五臟六腑的臟象學說，這次編寫本書的腎臟生理及病理特徵時，為了不讓讀者因為腎主水、腎藏精、納氣、腎主生殖與骨髓成長等一系列複雜多樣的生理機能，而落入學習腎經時常遇到「名相混用」的狀況，特別將腎主先天，參與受精卵、胚胎，以及嬰兒成長等不同生命階段時，「腎臟」所具有的多重組織和概念，分為三個部分：「腎元」、「腎間動氣」與「腎臟」，以便鑑別和深入討論，我稱此為「腎臟三部曲」。

其實中醫傳統所說的腎臟生理、病理功能，並不存在同一個腎臟概念之中，本章就從腎臟三部曲的概念，以及腎臟特有的陰陽合體的雙面特性來介紹。

從腎元、腎間動氣到腎臟的分化，都發生在胚胎時期，代表人體歷經受精卵到整個臟腑、經絡、身體成長的三個主要階段。請參閱右圖。

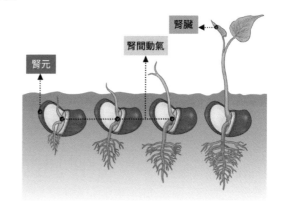

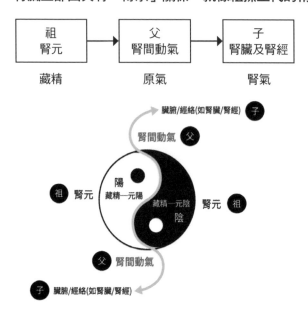

腎臟三部曲具有「傳承」關係，就像祖孫三代的情況

祖 腎元	→	父 腎間動氣	→	子 腎臟及腎經
藏精		原氣		腎氣

一、腎元——藏精

中醫將先天的概念歸納給腎臟，因此「腎」代表先天之本，「元」代表「初始」，同「原」、「源」之意。「腎元」表示生命的初始，就像祖孫關係第一代的爺爺，是腎臟家族的創始者。

腎元為受精卵時期，宛如植物種子，蘊含來自父母親的遺傳物質。遺傳物質是非常重要且精華的物質，被腎元緊緊地存藏著，

若是稍有閃失出了問題，極可能造成先天性的疾病。

中醫稱腎元這個功能為「藏精」，腎元藏精具備「全有」的統包特性，因為人體分為陰與陽，腎元就藏有元陰與元陽，這些重要物質全都收藏在腎元中，是人體未來生長的藍圖。

腎元為生命最原始的情況，組織尚未分化，類似幹細胞的概念。腎元不僅功能類似植物種子，後來發展出來的人體也有許多部位長得像種子。由於人體分化為對稱的兩側，宛如被切開的種子，將雙側結構合併就是一個完整的種子，如足底像種子的半個剖面，將雙足心合併就是一顆完整的種子，還有腎臟、腦部等，合起來都像一顆種子。

孕育生子傳宗接代也有種子的概念，中醫常用的助孕方劑「五子衍宗丸」，使用枸杞子、覆盆子、菟絲子、五味子及車前子等植物種子來補腎固精，以繁衍宗嗣。觀察入微的中醫甚至將眼睛視為人體的種子，依據「以形治形」治療法，常會選用植物的種子治眼病，因為「諸子明目」，所以「五子衍宗丸」還是眼病常用方。加上腎臟也像種子，為了從本治眼病并加強療效，會加入腎經的藥物，如地黃等，代表方劑為「二地十子丸」。

這是極有趣的現象，因為人類屬於動物，可是卻存在類似植物的型態，可見大自然的生命樂章也是共通的。

二、腎間動氣──推動原氣

「腎間」表示部位,「動」表示功能,「氣」表示由腎元轉化而來的原氣。腎元藏精代表靜態的受精卵時期,腎間動氣代表胚胎展開生長發育的動態時期,來自腎間的一股動氣提供原氣做為成長動力。腎元交棒給腎間動氣,就像祖孫關係第二代的爸爸,腎元與腎間動氣緊緊相合,一起貫穿生命的始與終。

腎間動氣是受精卵分化及生長的動力,以種子的概念來看,腎間動氣宛如種子的發芽點,是腎所藏之精蓄勢待發的動力,所以是生命的根本。

這個概念也像雞蛋受精卵早期發育時,蛋黃就像腎元,蛋黃表面有一個白點,叫做「胚盤」,是雞蛋發育成小雞的起點,胚盤是腎間動氣所在之處,動氣是受精卵發育的動力。

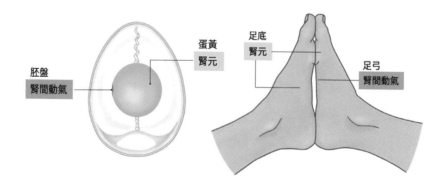

我們的足底還保留著腎元與腎間動氣的型態，坐下來將兩足底合併時，位於足弓中間的凹陷處就類似腎間動氣所出的位置。

最早有關「腎間動氣」的論述來自《難經》，而思考「腎間動氣」的過程，也讓我透過推論，理解到奇經八脈的起源。

1. 腎間動氣的重要性

「諸十二經脈者，皆繫於生氣之原。所謂生氣之原者，謂十二經之根本也，謂腎間動氣也。此五臟六腑之本，十二經之根，呼吸之門，三焦之原，一名守邪之神。故氣者，人之根本也。」

「腎間動氣」又稱「生氣之原」，它所提供的「原氣」是五臟六腑及十二經的根本，呼吸的門戶，三焦的源頭。

「動氣」是具有推動原氣的氣機。在胚胎早期，五臟六腑及十二經脈發育，都要憑藉有動能之氣機來推動和腎元藏精的支持。這個會推動原氣流動的氣讓生命得以延續，因此特別稱為「生氣」。

「生氣」的重要源頭繫於「腎間動氣」，透過腎間動氣，生氣才能發揮良能，因此腎間動氣是生氣的源頭，所以《難經》才稱「腎間動氣」為「生氣之原」。

2. 腎間動氣的位置——關元命門區

初期位置：胞中

　　從中醫的角度來看胚胎發育的歷程，在腎元階段，腎間動氣已經位於類似胚胎原線的位置，準備就緒，此時「腎間」指的是位於腎元之內。

　　本書另闢一章介紹奇經八脈為最早形成的經脈系統，腎間動氣不僅推動著胚胎的發育，也推動奇經八脈的發展。而奇經之中最重要的任脈、督脈、衝脈三脈初期都起於胞中，再分道揚鑣。隨著胚胎的發育，三脈後來才一起從會陰處出來。

　　早期「胞」的定義為胎衣或腹中胎，後來才有胞宮的說法。腎元為「胞」，此時動氣位於腎元之內，亦即位於「胞中」，與任督衝三脈一起推動胚胎發育。

成熟期位置：臍下關元命門區

　　隨著胚胎發育，腎間動氣所在位置不變，但周邊的組織改變了。「臍下腎間動氣者，人之生命也。十二經中之根本也，故名曰原。」《難經》所述是組織器官發展完成時，腎間動氣位於肚臍下方稱為「丹田」的位置，此處已經成為立體結構，足以提供腎元與腎間動氣來安住。

胞中與會陰為早期經脈的起點，也是傳承生命的據點，推動奇經發育的腎間動氣位於此處就能直接施力，所以「臍下」包括肚臍以下的骨盆腔及會陰部。以穴位來說，包括下腹部任脈「關元穴」和腰背部督脈「命門穴」，此二穴連結而成的立體區域，個人稱為「關元命門區」，是腎間動氣所在區，其下方即為生殖系統，讓腎元得以將所存藏的遺傳物質就近傳給下一代。許多練家子在練功過程中，下腹部會有明顯的氣動，某方面來說，也算是腎間動氣的作用。

《難經》提出「腎有兩臟也，其左為腎，右為命門」說法，許多醫家認為「腎間」代表位於左右兩腎之間，我推論這應是進入腎臟三部曲的第三階段腎臟以後的情況。（有關「命門學說」後文詳述。）

關元穴匯聚諸經脈

任脈關元穴除了穴名蘊含深意之外，因位於人體上下左右四極方位的中點，又稱為「大中極」，其穴下方就是生殖系統所在之處，男子以藏精，女子以蓄血，腎間動氣及腎元當然要安居此寶地，許多經脈也跟著匯聚於此，宛如隨著城市人口遽增而建立市集的概念。

這些經脈包括：

- 任脈：起於中極之下，以上毛際，循腹裡，上關元。
- 衝脈：起於關元。
- 陰維脈：起於諸陰交的關元穴。
- 足三陰：共同交會於關元穴。
- 小腸：募穴在關元穴。

　　此外心臟也與關元穴相關，《卷四》介紹《內經》說：「月事不來者，胞脈閉也。胞脈者，屬心而絡於胞中。」「胞脈」顧名思義是聯絡胞宮（子宮）的專屬經脈，以供應胞宮血液與養份。心主血主脈，胞脈屬於心，故向下絡於胞宮，開展一條「胞脈之路」。表面上心經「好心腸連線」是「下膈，絡小腸」，子宮就位於小腸下方的骨盆腔內，位置非常親近，所以「小腸」不僅是小腸，還包括胞宮在內，心經與小腸經因而與婦科關係密切。

　　據此推論，心臟發出的胞脈不僅連結小腸和胞宮，也藉由胞脈抵達小腸募穴關元穴，與奇經的任、衝、陰維脈以及足三陰經尤其是腎經建立緊密的連結關係。在此又看到心與腎的身影，顯示心、腎兩臟在人體的關鍵地位，也點出關元穴的重要性，因此成為腎間動氣的住所。

3. 腎間動氣的功能

在生命早期，當胚胎出現原線，表示胚胎開始分化，腎間動氣所推動的原氣是胚胎分化的重要力量。

腎元所藏之精，類似人類原始 DNA，腎間動氣的原氣則是推動細胞分裂、DNA 複製的動能。腎元藏精是為了後續的發育做儲備，這個珍貴物質需要腎間動氣輸送才能發揮功能，透過腎間動氣輸送到胚胎各處，做為各臟腑組織器官及經脈生長的重要資糧。

當胚胎成熟，歷經分娩，成為獨立個體之後，自身的五臟六腑及十二經脈就須承擔維持生命的重任，此時腎間動氣將原氣透過腎臟及三焦輸送到全身各個組織，以維持臟腑經絡的正常功能。被分佈到全身的原氣，在每個組織都有不同的稱呼，如心氣、肺氣、心經經脈之氣等，原氣就像嫁入不同家族的女性，冠上夫姓以便識別。所以，腎間動氣的氣機合則為「原氣」，分則為五臟六腑及十二經脈之氣。

4. 原氣的重要性

腎元將促進生成發育的部分轉成「原氣」，包含在腎間動氣之中。腎間動氣是原氣的推手，原氣運送藏精的功能正常，個體

的生長發育就會順利，若運送過程失誤，生長發育也會出現異常，嚴重者甚至死亡。因此腎間動氣就像人的生命，是十二經的根本，生命之原。

生命之原很重要，可以決生死，如《難經》討論脈象時，指出：「上部無脈，下部有脈，雖困無能為害。所以然者，譬如人之有尺，猶樹之有根，枝葉將槁枯，根本將自生。脈有根本，人有原氣，故知不死。」下部脈象還在，就像樹木的根部健全一樣，即使樹葉凋萎了，還是可以枯木逢春。人體也是如此，只要脈還有根，人的原氣還在，雖罹重症也不至於死亡。可見「原氣」的重要性。

三、腎臟及腎經

透過腎間動氣的推動作用，胚胎持續分化，五臟六腑與十二經脈系統逐漸完備，可以發揮功能。屬於五臟系統之一的「腎臟」及十二經之一的「腎經」，就像祖孫三代的兒子，即將繼承家業。不同於腎元交棒給腎間動氣之後兩者還是相合在一起，腎臟身為五臟的一份子，具有獨立的位置。

由於臟腑與經脈系統逐漸成熟，腎元和腎間動氣原來的工作也會依據臟腑經絡功能的分工，逐步交棒。這個情況跟奇經八脈

類似，奇經八脈和腎元、腎間動氣都是生命早期的系統，隨著胚胎的成長，會將其所屬的循行、穴位和功能等，移交給已經分工的臟腑與經脈使用，自己退居幕後。這很像家族企業的交棒，長輩退居幕後，讓年輕人去發揮，必要時還是會挺身而出，協助年輕人渡過難關。

生命既然開始了，就會延續下去，尤其腎間動氣所提供的原氣是臟腑經脈的根本，當腎間動氣退居幕後之時，正是腎臟與腎經要繼承任務的時刻。

1. 腎臟本身的功能

《難經》說：「腎兩者，非皆腎也，其左者為腎，右者為命門。命門者，謂精神之所舍，原氣之所繫也。故男子以藏精，女子以繫胞，故知腎有兩（兩，諸本作一，後文會討論）也。」

腎臟終究是腎臟三部曲的自家人，肥水不落外人田，依據《難經》的說法，左腎為執行屬於一般五臟事務的腎臟，腎元則將藏精中最精華的部份留給右腎，特別稱為「命門」，此處不僅是個人精神所在，原氣所繫，還攸關生殖功能，男子得以藏精，女子得以繫胞胎。

因此，腎間動氣交棒給腎臟系統的重要物質有兩種，其一交給左腎以推動腎臟自身功能的「腎氣」，其二交給右腎命門以推動全身臟腑及經絡功能的「原氣」。從全身功能來看，左腎推動腎臟自身的功能，右腎則是腎元和腎間動氣的重要繼承者，事關全身機能。

個人淺見，左腎與右腎是一個陰陽的概念，就像把脈也有「右脈主氣，左脈主血」的陰陽概念，每個臟腑都有自己的氣血，並不限定只能屬於左或右。所以左腎與右腎的說法強調了腎臟並藏陰陽，能推動自己和全身機能的重要特質，因此才有「故知腎有一也」的說法。

2. 腎間動氣——「原氣」有正使與別使

隨著胚胎由簡而繁、由小而大的發育過程，腎間動氣的工作負荷及範圍也隨之增加。幸好「下一代」的腎臟與腎經及時出現，可以接續工作。

腎間動氣的正使——腎經

前文提到右腎命門是「精神之所舍」、「原氣之所繫」。腎藏精，心藏神，「精神之所舍」表示命門是心、腎兩臟水火相交

的位置。腎間動氣是生氣之原，此處「原氣之所繫」於命門，表示右腎是繼承腎間動氣的任務，因此腎經系統就成為腎間動氣的正使，屬於腎間動氣的直屬系統和正規軍，從背部督脈命門穴出發，循規蹈矩的將精氣輸送到五臟六腑。

這項特質也呈現在腎經經脈連結心、肺、肝、腎四臟及膀胱腑，透過腎經即可將精氣直接輸送。

腎間動氣的別使——三焦經

《難經》提到一個三焦為「原氣之別使」的說法，也就是輸送原氣的輔助系統。三焦常被認為有名但無形的組織，不過現在也逐漸有其他科學印證其實體有可能存在。（相關討論請參閱《卷七‧三焦經》）

至於三焦的功能，醫書上記載：

「三焦者，水穀之道路，氣之所終始也。」

「謂三焦也，有原氣之別焉，主持諸氣。」

「三焦者，原氣之別使也，主通行三氣，經歷於五臟六腑。原者，三焦之尊號也，故所止輒為原。」

簡單說，三焦是指體腔的上部、中部和下部氣機運行活動的體現。體腔是五臟六腑之所在，所以三焦是運行重要物質的通路，包括來自食物的營養和原氣等。

三焦經為何能成為原氣之別使？

前面提到，到了腎臟三部曲的最終階段，腎間動氣準備退居幕後交棒給腎臟。但它也面臨到一個問題，就是腎臟主要連結諸多臟腑，且都是大型的組織結構，然而身體還有許多較小的組織也需要原氣，例如小腸、大腸等，還有一些臟腑組織之間的公共區域等。

腎臟與腎經被賦予保有先天重要資本之責，工作型態以保守收藏為要。其他需要拋頭露面、四處輸送原氣的工作，就交由包羅上、中、下三焦的三焦經來協助，從腹部肚臍下方的任脈關元穴出發，可以更快速的分佈，達成任務。因此才說腎臟與腎經是協助腎間動氣運送原氣的正使，三焦與三焦經當然就是別使。

依據《難經》的說法，三焦經是肩負特殊任務而生的經絡系統，在十二經脈系統中，特別同時討論腎臟與三焦，而且都跟原氣有關，可見三焦與原氣的密切關聯。

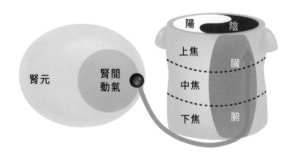

腎元、腎間動氣與三焦關係圖

3. 原氣與原穴

　　人體真的很聰明也很謹慎的照顧自己，在此階段，既然已經有了完整的臟腑和經絡，每個經絡系統就像有了固定住所的家庭，有人負責在家專門接收重要的原氣，這個為接受原氣而特設的組織，就稱為「原穴」。

　　《難經》很重視原穴，還有專門論述：

　　「三焦行於諸陽，故置一俞，名曰原。」

　　「三焦所行之俞為原者，何也？然。臍下腎間動氣者，人之生命也。十二經中之根本也，故名曰原。三焦者，原氣之別使也，主通行三氣，經歷於五臟六腑。原者，三焦之尊號也，故所止輒為原。五臟六腑之有病者，皆取其原也。」

　　綜合上述內容，重點整理如下：

　　● 腎經屬於陰經，陰主裡，主要循行於身體較深的部位，是原氣的正使，從命門穴出發，將原氣輸送給所連結的臟腑。

　　● 三焦經屬於陽經，陽主表，主要循行身體較表淺的部位，是原氣的別使，從關元穴出發，敷佈原氣於五臟六腑之間。

　　● 三焦經所運送的原氣，都留在五臟六腑特定的穴位，亦即每條經絡都有一個原氣收件者，稱為「原穴」。

　　●三焦經通行體腔，將原氣敷佈至各臟腑之間的區域與經脈，

所以當臟腑有病時，可優先
選擇原穴治療，因為原氣是
生命的根本，調整原氣即能
快速改善臟腑功能。這也是
一種將身體回復到初始設定
的作法。

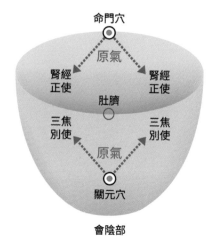

關元命門區與原氣的使者

4. 腎與三焦有重要合作關係

三焦經為手少陽經，與手厥陰心包經相表裡。《難經》特別
強調腎與三焦在輸送原氣的合作關係，以此來說，三焦經是腎經
的好幫手。心、腎都是重要臟器，需要特別加以保護，因此心臟
有心包保護，腎臟也有三焦保護，心有心包，腎有三焦包，所以
我開玩笑稱三焦是腎包，以此凸顯三焦對於腎的重要性。

有關「三焦」的英文有多種翻譯，其中之一譯為 Triple
burners，想必是從意義上來翻，很切合腎間動氣的另一項功能
「轉化」。腎間動氣是推動生命成長的無形動力，如此重要的
力量，人體不會讓它只是個「推進器」，「burner」是能產生光

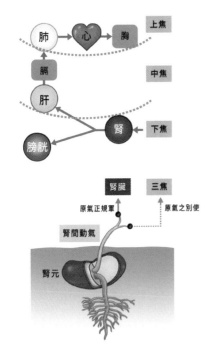

肺 → 心 → 胸　上焦

胸　中焦

肝

腎　下焦

膀胱

腎臟　三焦

原氣正規軍　　原氣之別使

腎間動氣

腎元

腎元、腎間動氣與
腎臟、三焦關係圖

與熱的東西，如火爐等，它可以改變物品的性質，如將米煮成飯。這就點出腎間動氣不僅會「動」，還有「氣」。這股具有轉化能力的陽熱之氣，可以將腎元藏精轉化為成長所需的養份，最終還能讓一個受精卵變成胎兒，真的很神奇！

俗語說「囝仔人尻川三斗火」或「小孩褲頭三斗火」，意思是小孩身體總是熱呼呼的，不怕冷，好像屁股（尻川）或褲頭有三把火在燒一樣。在孩童階段，身體唯一目標就是趕快長大，此時腎間動氣將腎精轉化為成長養份，再以宛如高速行駛的蒸汽火車方式，透過腎臟輸送給臟腑；透過三焦通行散佈到身體的每個角落。這股生長的陽氣會產生熱量，讓孩子即使在冬天仍發熱出汗，所以小孩是「純陽之體」。反觀老人家由於腎間動氣也跟著老化，活動力和轉化力都變慢變弱，陽氣不足，所以非常怕冷，跟孩子們簡直天壤之別。

中醫兒科還有「變蒸」的說法，指出嬰兒出生後每 32 天為一變，64 天為一蒸，「變」指性情的改變，「蒸」指身體的蒸熱，這都是正常現象。許多父母會發現嬰仔「一暝大一寸」，只要一覺醒來又長大了一些，這就是腎間動氣趁著孩子睡覺時，全速推動成長，所以嬰兒階段充足的睡眠非常重要。

　　雖然有腎臟系統和三焦系統來繼承腎間動氣的工作，腎間動氣仍保有身為臟腑與經脈根本的關鍵能力。分開來看，腎間動氣就是五臟六腑之氣與十二經脈之氣，合起來看，腎間動氣就是生氣之原，與腎元藏精一樣都貫穿整個生命歷程。腎間動氣是生命、呼吸、臟腑和經脈四大要素的根本，也推動著四大要素的成長與發育。可見腎間動氣在生命初始階段已開始運作，儘早為後續逐漸展開的發育階段做足準備。

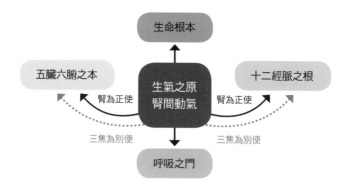

5. 腎間動氣透過三焦在體內運行的方式與脈輪學說相似

　　現代研究發現，精子尾部末梢有一個向左纏繞的螺旋狀細胞結構，當精子移動時尾巴會朝同一方向擺動，亦即向右側螺旋前進，而 DNA 則是左旋的雙螺旋結構，有趣吧！這兩個生命早期的重要物質，一個向右旋轉，一個向左旋轉，都是旋轉活動，由此發展出來的身體，理論上也具有螺旋狀的活動功能。

　　再從人與天地相對應的關係來看，腎主水，自然界水流動的方式有直行和漩渦兩類路線，人體也記錄這兩樣特質，腎間動氣的推動方式就有直行路線和旋轉路線。（經脈篇會介紹）兩側腎經與督脈都貫穿脊椎，推論腎經是以螺旋上升方式進行。

　　人體背面結構與正面結構是互相呼應的，當背部採取螺旋方式時，正面是否也會跟進？

　　這是非常有可能的。腎間動氣透過正使的腎經輸送給相連結的臟腑，屬於直行路線，而螺旋路線可能就交給三焦了！三焦為腎間動氣之別使，除了有 burner 功能之外，也代表人體上部、中部和下部體腔，聰明的腎間動氣當然會善用這些空腔。但怎麼運用呢？

　　古印度阿育吠陀醫學記載，人體有三脈七輪，是最完整的能量系統。「三脈」指體內最主要的三條能量通道，分為中脈、

左脈和右脈，三脈最低交會點在脊柱尾端的「海底輪」，此處類似中醫的「會陰」。三脈之中，中脈尤其重要，位在脊髓中間，由頭頂向下至海底輪，很像中醫的督脈。左脈性質屬陰，為紅色，右脈性質屬陽，為白色，中醫也認為人體是左陰右陽，左血右氣，血色紅，氣色白，可見道理相通。

脈輪（Chakras）是指中脈上有七個漩渦氣場，包括海底輪、臍輪、太陽輪、心輪、喉輪、眉心輪和頂輪。有人說脈輪就像是人體中軸的核心齒輪，既是能量的交會中樞，也能驅動生命能量「昆達里尼」（Kundalini，或稱「拙火」，位於海底輪，也有一說是指在人體脊柱底部，捲曲成三圈半的能量）的進化。昆達里尼是生命創始力量的泉源，跟前述的「腎間動氣」類似。

阿育吠陀醫學與中醫學有許多相似處，唯獨脈輪學說與中醫經脈循行方式有明顯差異。脈輪在梵文是「輪子」之意，以漩渦型態呈現，然而中醫的經絡系統多數以直線運行，並無漩渦型態。我認為無論哪個醫學系統，所面對的人體都是一樣的，只是切入和研究的角度不同而已，就像瞎子摸象，縱使部位不同，理解有限，殊途最終也會同歸於「牠是一頭象」。現階段在可理解的中醫與古印度醫學對於人體運行與結構的詮釋有異有同，到底差異是出自何種觀點的不同？

長期以來對此深感困惑，但心底卻始終相信，當面對的是同樣的人體時，這些不同觀點的切入呈現，都在揭示人體的奧秘，讓我們能更立體且更全面的理解。

就在思考腎經經脈可能以螺旋方式貫脊之時，突然想到漩渦狀的脈輪，這是否有異曲同工之妙！多年疑惑，頓然有了線索，原來腎間動氣挑選三焦作為別使的原因之一，正是要善用這些空腔，以漩渦方式快速推動原氣到各個組織器官。漩渦式運行宛如流動的風，風可助火燃，風火交煽，風大火旺，強化了原氣的「動」與「氣」特質，成為具有轉化和推動能力的陽熱之氣。

漩渦式運行唯有在空曠的地方才能進行，脈輪如此，腎間動氣也是如此。而且脈輪的分佈也是沿著中軸從會陰到頭頂，與中醫的任脈由會陰部上行到頭面部與督脈交會概念相似。

有意思的是，脈輪學說中的三脈循行方式也有兩種：一種為左、右脈與中脈平行，另一種如右圖，左、

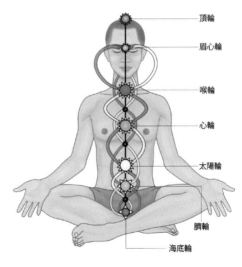

左右脈纏繞中脈

右脈纏繞中脈。傳統中醫認為腎經經脈以直行方式貫穿脊椎，但個人推論腎經經脈以漩渦纏繞督脈方式貫脊，類似上頁圖。

依據上述，脈輪與腎間動氣透過三焦在體腔分佈的型態類似，而且脈輪所在部位附近都有重要的穴位，近期也有越來越多的書刊及報導討論脈輪和中醫經脈穴位的對應關係。如此一來，印度醫學與中醫學大道如一，真的殊途而同歸。

四、腎臟特有的陰陽合體雙重屬性

英國詩人威廉・布萊克曾寫下「一砂一世界，一花一天堂」的美麗詩句，意思是從一粒砂或一朵花就能看到全宇宙的奧妙，這也是一種「全息觀」，亦即宇宙萬物無論多麼渺小，都包含有全宇宙的訊息。植物的種子如此，人體也如此，尤其腎臟更是深藏宇宙訊息的大本營。

前文介紹過，長得跟種子很像的腎臟也跟種子一樣，是為「腎元」，密藏所有生命訊息，我稱為「全有」。如何叫做「全有」？

腎臟三部曲的腎元含有獨特的雙重屬性，下頁圖正是女性與男性合體的雙面屬性。其實每個人都是陰陽合體，陰陽共同根源於腎，其他臟腑則再分陰陽。

聰明的中國哲學家將萬物以「陰陽」來歸類，這種以簡馭繁的方法也應用在醫學上。如《內經》提到：「陰陽者，天地之道也，萬物之綱紀，變化之父母，生殺之本始，神明之府也。」陰陽是總綱，為高高在上的天地之道，可以再細分為日常生活特質，如水火及氣味：「水為陰，火為陽，陽為氣，陰為味。」一般來說，具有形體者，如水跟食物，多屬陰；沒有形體者，如火跟氣，看得到但摸不到，多屬陽。

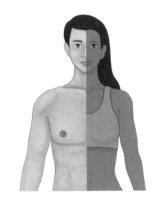

腎臟的陰陽合體概念圖

除了水火屬性之外，陰陽也可以應用在方位上，如：「天地者，萬物之上下也；陰陽者，血氣之男女也；左右者，陰陽之道路也；水火者，陰陽之徵兆也；陰陽者，萬物之能始也。故曰：陰在內，陽之守也；陽在外，陰之使也。」傳統智慧連天地上下或左右都可以分陰陽，真的是不容小覷。

腎所珍藏的正是陰與陽兩者皆備的物質，因為陰陽並存才是天地之道。所以腎所特有的雙重特質，大方向來說是陰與陽，可以再細分：從屬性來說包括水與火、男與女、動與靜；從方位來說包含內與外、上與下、左與右、前與後；從生命歷程來

說包括生與死等等。陰陽是天地之道，腎藏陰陽，是唯一具有雙重特質的「全有」臟腑，這些珍貴的特質，也是生命的精華，因此中醫特別以「腎藏精」來概括。腎精可以細分為陰陽，如下圖。只要掌握陰陽概念，即能掌握神秘的腎臟與生命之源。

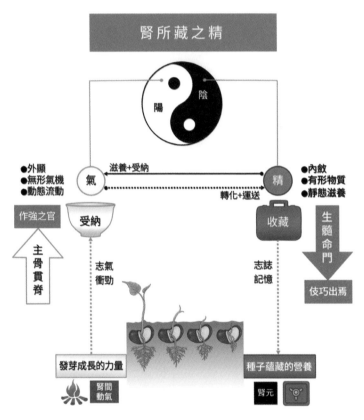

腎精的陰陽概念圖

腎臟——腎氣與腎經

腎臟藏精，類似種子「全有」概念

如前述，腎藏陰陽是來自腎元特有的屬性，中醫歸納為「腎藏精」。

廣義的「腎精」為腎元所藏，可以概括腎所藏的所有寶物。依據陰陽之理還可細分為性質屬陰的「腎精」及屬陽的「腎氣」。其中性質屬陰的「腎精」歸屬狹義的「腎精」概念，主要指有形的物質，以腎陰（腎精）及腎陽（腎氣）來說明就很清楚了。

歷代中醫書籍常在廣義與狹義的「腎精」概念之間討論，讓後世中醫師得費一番功夫去分辨。西方人遇到爸爸與兒子同名時，會用「小」（Jr.）或「幾世」來區分。個人淺見，或可將廣義的腎精另立名字，如「藏精」或「大精」等，就比較不會混淆。

不過改名是大事，非我能力所及。筆者只是純粹為讀者著想，採用便於閱讀且避免混淆的權宜之計，當書中遇到須與狹義腎精分別時，才將廣義的腎精以「藏精」來代表，亦即「藏精」包括腎陰與腎陽。

五臓	人與身體對應						
	五聲	五液	五志	五藏	五華	五體	五竅
肝	呼	淚	怒	魂	爪	筋	目
心	笑	汗	喜	神	面	脈	舌
脾	歌	涎	思	意	唇	肉	口
肺	哭	涕	悲	魄	毛	皮	鼻
腎	呻	唾	恐	志	髮	骨	耳

一、腎通冬氣，主封藏

　　腎主水，色黑。兩者都是寒冷的特質，所以腎氣與四季的冬氣相應。《內經》說：「腎者，主蟄封藏之本，精之處也，其華在髮，其充在骨，為陰中之少陰，通於冬氣。」冬天時節，動物會找個隱密巢穴躲起來冬眠，人類則會將秋天收割的果實穀物收藏過冬，所以冬天主藏，腎也具有封藏的特質。前文提過《內經》說「腎脈石」，此處的石是與「肺脈毛」相對照，肺氣輕盈，其脈浮像羽毛，腎氣封藏，其脈沉像石頭，與腎臟沉潛性質相應。

　　腎主封藏，主要是藏精，這與腎主地下水需要外送上衝的特質完全相反，兩者卻同時存在，這也是腎的雙重特質之一。再回

到種子思考。當一顆種子埋在土中等候發芽時，這顆種子的外皮層層包裹，與外界全然隔絕。它沒有外援，只能靠自己，此時就必須具有「全有」的能力，也就是必須具有所有生存所需的本能，這就好像《魯賓遜漂流記》，獨自一人漂流在孤島，就必須培養所有能存活下來的能力。

我父親當兵時是海軍陸戰隊員，學得一身好本事，不僅會工作，更勤於家務，買菜做飯、洗衣縫補等都很上手，我高中時的衣服都是爸爸縫補，運動時腳扭傷也是爸爸揉按整復，更別說修繕房屋水電等工作，裡裡外外樣樣皆行，他常驕傲的開玩笑說：「生孩子以外的事，我都會做。」簡直就是我們家的「腎臟」啊！

植物種子蘊含了生命所有的物質，人體亦然。生命根基於腎臟，腎臟就保有過去、現在與未來所有的生命物質：

過去：來自演化歷程所保留下來的生命記憶，是人類共同特質。

現在：來自父母親的遺傳物質，類似現代的 DNA，是個人化特質。

未來：成長發育所需的各類營養物質，是生命的藍圖。

人類來自演化歷程所保留下來的，譬如「本能」，如看到色澤橙黃的水果知道是成熟可吃、害怕黑暗、遇到危險會立刻躲起來等等。本能也出現在其他動物，如鮭魚天生能從大海迴游到出生地，逆流而上，不會迷路，穿越瀑布和急流迴溯生命之源，只為了交配產卵傳宗接代；還有許多候鳥會成群結隊長途旅行或過冬，等冬天過後再飛回棲地，橫越數千公里，無需衛星導航絕不會迷路，這種動物本能真的很強大，而這種本能就藏在腎臟裡。

二、 腎主藏精

中醫在區別五臟六腑時有一個重要概念，就是藏與瀉。五臟都是實心的器官，六腑多數是空腔器官，因此五臟主藏，六腑主瀉。五臟要維持人體正常功能，就必須「藏精氣而不瀉」。

「精氣」廣義泛指營養物質，五臟六腑皆有。從這個角度來看，五臟都能藏精氣，但有所分工，如心藏神、肝藏魂、腎藏志等。狹義「精氣」專指腎臟所藏的物質。

中醫將來自遺傳及未來生長發育所需物質統稱為「先天之精」，由腎元存藏，之後透過腎間動氣輸送至腎臟，所以腎為先天之本。

腎是很嚴謹低調且唯一位於背部的臟腑，跟膀胱經一樣，背景也非常雄厚，才能肩負儲存先天精氣之重任，所以《內經》說：「腎者主蟄，封藏之本，精之處也。」腎臟就是「藏精」的保險箱，將之嚴密收藏。

一旦呱呱落地成為獨立個體之後，所吸收的營養物質中醫稱為「後天之精」，主要由脾胃製造生成與供應，所以脾胃為後天之本。

1. 中醫對於「精」的看法

中醫在許多臟腑概念都用到「精」字，為了便於瞭解，分別從兩方面來介紹，第一是精的來源及功用，第二是精所存之處。

精的來源及功用

先天之精：稟受於父母的先天遺傳物質，由腎收藏，是構成人體的原始物質。其中與生育繁殖功能特別相關者，《內經》名為「天癸」。

後天之精：透過消化系統吸收的養份，主要由脾胃掌理，轉輸到五臟六腑維持正常生理功能。

精所存之處

存在五臟六腑：此為廣義概念，代表所有營養物質，如精、血、津、液等，是先天之精與後天之精的總和，也稱為「臟腑之精」。

存在腎臟：此為狹義概念，專指先天之精，亦即「藏精」，可再細分為腎精（腎陰）與腎氣（腎陽），也稱為「生殖之精」。

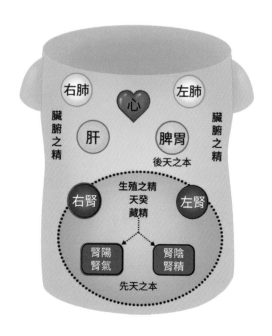

五臟六腑各有分工，各有法寶，為了維持生理功能，大家通力合作，這些法寶統合起來稱為「臟腑之精」，即上圖中的粉橘色塊。腎臟為五臟六腑家族的一員，也歸屬「臟腑之精」。但因腎所藏之精的「生殖之精」有特殊功能，加上腎的全有特質，藏精又可再分陰陽，這就是腎精與腎氣的由來。可參閱上圖中灰色色塊。

2. 先天生後天，後天養先天

「先天之精」，聽起來好像出生之後就消失，一如胎盤。其實不會，因為它貫穿整個生命歷程，深深影響每個人的生長壯老病死，以及繁衍後代的能力與品質。會被稱為「先天之精」的重點有二：「先天」代表來自遺傳，「之精」代表精華珍貴。

我們常說某人先天遺傳基因很好，所以身強體健，聰明伶俐等等。所以這個遺傳物質既然是生長的藍圖，不會一出生就被媽媽或醫師回收，也不會馬上用完。但生長藍圖能否被徹底執行或被改變，端看後來的成長過程是否有充足的營養、智慧與堅持的毅力等支持，營養要由「後天之精」持續補充，後兩項特質則由腎管理。

先天與後天之精關係緊密，彼此相互依存，互通有無，所以中醫有「先天生後天，後天養先天」的說法。這個概念符合人情義理。我們可以把先天之精想成家中的長輩，後天之精想成年輕一輩。後天這個孩子是由先天長輩所生，將之養育成人後，長輩也年老了，此時年輕力壯的後生小伙子有能力也有責任照顧先天長輩。這就是先天與後天的關係。

以中醫的概念來說，脾胃從食物所吸收的精微物質主要供應

日常生理所需，若有餘裕的精血津液就會輸送到腎臟，由腎氣將之轉化為腎精儲存，藏精就會增加，而且越多越好，這也符合人類將多餘的物資儲存起來的習性。當其他臟腑需要更多的精微物質時，腎氣也會將腎精轉化成精血津液供其他臟腑使用，藏精會減少，所以後天之精要盡快補充回來。人體先天與後天之精必須密切合作，讓腎精能夠持續正常的貯藏與供給，宛如活水般滾動生命之輪。此時腎的封藏功能很重要，因為它保有先天之精，後天之精有剩餘時也會送到腎來儲藏備用，平時不會輕易使用，所以藏精是人體最後一道防線，需要特別保護。

我常說，腎臟就像祖產或是阿嬤的定期存戶（為何不是媽媽？媽媽是脾土，要照顧我們當媽寶，主管流動資金，不管定存的事），最好有進無出，才能累積財富，也才有能力因應特殊情況或重大之需。

萬一腎的封藏功能失職，就像祖產被變賣或定存頻頻解約，藏精有出無進，一旦消耗殆盡，有如生命之根被拔起，生命也走到盡頭，因此中醫有「久病及腎」的說法，意思是身體器官重病久病，功能當機，最後都會連累腎臟，必須由藏精前去補位，以維持生理功能，若未能即時改善，時間久了，藏精耗盡衰竭，生命也隨之結束。

3. 生殖之精的功能

中醫認為性徵和生殖能力的發育及發展與腎有關，這個部分稱為「生殖之精」，顧名思義是與生殖能力特別相關。藏精為接收自父母的先天遺傳物質，從繁衍的角度來看，也是我們要傳給下一代的遺傳物質。接收與傳遞的藏精物質都屬於生殖之精，但其內容稍有不同。

我們在生命之始稟受父母的先天遺傳物質，會逐漸成長到具有生殖能力，會將父母給予的遺傳物質加上自己後天努力，若有多餘的臟腑之精則送到腎臟儲存，一併傳給子代。所以生殖之精具有自己本身的生長藍圖加上後天之精的貢獻，會深深影響下一代的成長發育。現代醫學研究發現，父母親後天學習而得的經驗與能力確實能遺傳給子女，這也是新世代孩子出生要比我們當時聰明靈巧許多的原因之一吧。

《內經》中記載，由腎氣主導與生殖力特別相關的物質稱為「天癸」。

為何稱為「天癸」？「天」代表來自先天遺傳，「癸」來自五臟六腑與十天干的對應關係，其中腎臟對應癸，癸屬水，與腎

主水相同，天癸就是腎氣中特別與生殖有關的物質，類似現代醫學的性腺激素物質，性腺激素包括卵巢和睪丸產生的激素，與生殖密切相關，所以天癸充盈與否是生殖力的關鍵。

天癸是腎氣中最富有生殖力的代表物質，承擔生殖的階段性任務，腎氣盛則天癸來，腎氣衰則天癸竭。女性 14 歲天癸到來，副性徵發育完成，月經按時而來，子宮卵巢等發育成熟，就有懷孕能力。男性 16 歲天癸到來，副性徵發育完成，睪丸精囊等成熟，就有育子的能力。天癸也跟性腺激素一樣有「執行單位」，就是任脈與衝脈，兩脈的特性與作用可參閱〈奇經八脈概論篇〉。對女性來說，兩條奇經脈氣通盛，月經按時而來，男性沒有特別強調任脈與衝脈，但是確實存在，在衝、任二脈的作用之下，精氣滿溢，精子數及活動力都非常良好，此時兩性皆具有孕育下一代的優良生理狀態。

後世有些醫家把天癸作為「月經」的代稱，但依據《內經》精神，兩性應該皆有天癸，否則怎麼生孩子呢？

《內經》解開人體從成熟到衰老的生命歷程

	女性發育以七為基數	男性發育以八為基數
青少期	七歲腎氣盛，齒更髮長	八歲腎氣實，髮長齒更
	二七而天癸至，任脈通，太衝脈盛，月事以時下，故有子	二八腎氣盛，天癸至，精氣溢瀉，陰陽和，故能有子
青壯期	三七腎氣平均，故真牙生而長極	三八腎氣平均，筋骨勁強，故真牙生而長極
	四七筋骨堅，髮長極，身體盛壯	四八筋骨隆盛，肌肉滿壯
中老期	五七陽明脈衰，面始焦，髮始墮	五八腎氣衰，髮墮齒槁
	六七三陽脈衰於上，面皆焦，髮始白	六八陽氣衰竭於上，面焦，鬢斑白
	七七任脈虛，太衝脈衰少，天癸竭，地道不通，故形壞而無子	七八肝氣衰，筋不能動，天癸竭，精少，腎臟衰，形體皆極
		八八則齒髮去

1. 青少年期：第一到第二週期

女性的發育以七為基數，女性 7 歲腎氣（藏精）開始興盛，乳牙換新牙，頭髮長得茂密；14 歲天癸到來，副性徵發育完成，月經按時而來，子宮卵巢等發育成熟，就有懷孕能力。

男性的發育以八為基數，8 歲左右腎氣充實，開始換新牙，長密髮；16 歲天癸到來，副性徵發育完成，睪丸精囊等成熟，就有育子的能力。所以腎氣主導了性器官的成長成熟、性慾與生殖能力的發展。

這就難怪男性朋友很怕聽到「腎虧」、「敗腎」，暗指性能力低落，對於男性自尊可是莫大打擊啊！

2. 青壯年期：第三到第四週期

女性 14 歲到 28 歲，男性 16 歲到 32 歲，是人生最健康美麗的巔峰時光。此時牙齒堅固，頭髮茂密，筋骨強健，肌肉滿壯，完全是俊男美女之相！

3. 中老年期：第五到第八週期

女性到 35 歲，男性到 40 歲，是身體由盛而衰的轉折點，腎氣開始衰退，面色開始暗沉，牙齒、頭髮開始搖晃脫落，脊椎的骨刺也會陸陸續續出現。

女性到 7x7=49 歲，男性 8x8=64 歲，天癸枯竭，女性月經停止，無法生育，男性精子減少，生殖能力減低。據此來看，女性 49 歲以後進入更年期，男性大約 64 歲左右，65 歲退休的爺爺或老爸們要密切注意自己的身心狀況，因為男性也有更年期。

現代認為 35 歲以上就算高齡產婦，跟《內經》所述接近。門診時遇到年過四十希望懷孕的婦人，若是因為晚婚，或者早年結婚卻不想懷孕，一拖再拖，眼見時光流逝才驚覺要拚命加油者，我都會碎念

她，因為超過懷孕黃金期，不僅不易受孕，即使懷孕對於母親和胎兒都很辛苦。《內經》真的很厲害，有關成長發育轉折點與現代相符，譬如以天癸的盛衰時間來說，天癸在虛歲 14 歲到來，早年小女生的初經大約在 12 ～ 14 歲，天癸在虛歲 49 歲衰竭，現代女性停經大約在 47 ～ 50 歲，相當準確。特將過程中的關鍵點繪成下圖。

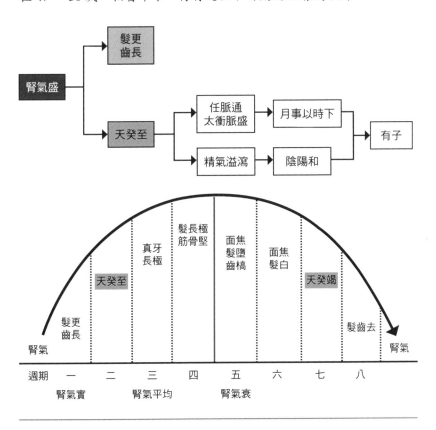

在這裡幫大家整理幾個重點：

● **腎氣扮演的角色**：腎氣指腎的推動功能，啟動腎主管的牙齒與頭髮進入早期發育，也是身體開始衰敗的「吹哨者」。上頁圖黑色弧線代表腎氣盛衰及整個生長發育、生殖與衰老過程。弧線下方列出腎氣主導狀況，首先為頭髮與牙齒，兩者本來就歸腎管理，《內經》特別用來表明發育過程，一方面提醒頭髮與牙齒是年齡的指標，同時也暗指此過程全由腎來主導。

● **男女生的生長時間基數不同**：女性為七，男性為八，可以看出男生普遍比女生晚熟，也比較晚衰老的原理。

● **天癸是生殖力的關鍵**：在腎氣盛實且運作一個週期之後，天癸終於到來，可見腎氣是推動天癸成熟的力量。

● **天癸推動任、衝二脈**：太衝脈是衝脈具有「血海」特質的部分，肝主藏血，因此與肝臟相關。天癸至則任脈通、太衝脈盛，天癸竭則任脈虛、太衝脈衰少，可見天癸是任、衝二脈作用於個體成熟與生殖能力的重要推手。

三、腎臟功能與衰老有關

時間是最公平的歲月殺手，人們會隨著年紀增長而漸漸衰老，然而「老」並不可怕，因為我們無法阻擋時間的流逝，「衰」才

是重點，如果能妥善照顧自己，當然就能老而不衰，每天開開心心充滿活力，生活多采多姿。

藏精的盛衰變化深深影響整個生命過程，充足的藏精是健康美麗的要件，可以超越時間魔人的摧折，抹去歲月的痕跡，所以歷來凡是提到養生保健，首要臟腑就是腎臟，其理在此。

《內經》有一個以十為基數的生命歷程，五十歲開始進入衰退期：「五十歲，肝氣始衰，肝葉始薄，膽汁始減，目始不明；六十歲，心氣始衰，若憂悲，血氣懈惰，故好臥；七十歲，脾氣虛，皮膚枯；八十歲，肺氣衰，魄離，故言善誤；九十歲，腎氣焦，四藏經脈空虛；百歲，五藏皆虛，神氣皆去，形骸獨居而終矣。」

人體依據五行相生的關係，每十年就有一臟跟著進入衰退期，從肝（屬木）一心（屬火）一脾（屬土）一肺（屬金），最後是腎（屬水），到了百歲，五臟皆虛。腎是最晚衰退的，腎功能從生命之始維持到生命最後，由此可見養生要護腎的重要性。

腎為先天之本，不僅能保健，也常用於治療先天性疾病，如發展遲緩，生長發育障礙，中醫稱為「五軟」「五遲」等疾病；或未老先衰的疾病，如跟作者一樣的少年白髮；或者嚴重老化疾病，如嚴重骨質流失、失智等，這些情況下，腎都是關鍵。門診時，有些病人持續回診治療，看到病人越來越健康，很開心，我就跟

病人開玩笑說：「恭喜回原廠，更換原廠零件囉！」人體的「原廠零件廠」就設在腎啊！近代興起的再生醫學，使用幹細胞做人體自我的再生與修復，這與善用藏精的概念一致。

中醫理論是很早熟的醫學，大約在東漢以前就完備了。《黃帝內經》更是無比重要的醫書經典，許多千年前的論述，現代西醫至今也得以驗證。

譬如有關造血功能，大多數血球都是在骨髓中製造，新生兒所有的骨髓都生產血球，逐漸成長後，部分骨髓才停止生長血球。骨髓會製造紅血球，腎臟會產生「促紅血球生成素」（EPO）幫助骨髓製造紅血球，預防貧血。而中醫理論中的腎主骨生髓，腎經經脈還貫穿脊椎，腎臟掌管人體所有的骨與髓。

前面介紹過，腎為先天之本，與後天之本的脾胃之間有個默契就是互相支援。當脾胃將精血津液這些養份輸送到腎臟時，腎氣會將其轉換為腎精再儲存。反之，當其他臟腑有需要時，腎氣也會將腎精轉換為精血津液輸送給其他組織。腎是全有的器官，腎藏精，精能生髓，精髓可以化而為血，所以腎臟即參與了血液生成。有些補腎的中藥可以精血同補，如四物湯中黑嚕嚕的熟地黃能補血滋陰，益精填髓，因此不僅用於補腎的方子如「六味地黃丸」，也會出現在補血的四物湯，就不足為奇了。

四、藏精分元陰與元陽

　　腎臟來自腎元的全有特性，藏精就兼具了陰陽特性。但如何區分陰陽？以植物來說，凡是有形的、靜態的皆屬「陰」，腎精蘊含營養物質，類似植物種子，是為「腎陰」。凡是無形的、動態的皆於「陽」，腎氣是腎功能的推動力，類似植物生長的動力，是為「腎陽」。

　　既然陰陽已分，還可以加入水火寒熱性質，請注意這四個都是正常的生理特質。腎精為腎陰，性質屬水為寒，能夠滋養濡潤所有的臟腑組織器官；腎氣為腎陽，性質屬火為熱，能夠溫煦、推動和生化所有的臟腑組織器官。腎陰腎陽與人體的生長、發育、生殖泌尿等各項功能關係密切，還與神經、骨骼、造血、免疫、內分泌等系統有關。

　　腎為先天之本，是生命的源頭，臟腑的根本，中醫特別加上「元」字以別於其他陰陽，因為「元」有開始的概念，春節時說「一元復始，萬象更新」，用在腎臟為生命之始非常貼切。也有用「真」字，點出「本來」的概念，所以腎陰又稱元陰、真陰、真水，是人體陰液的根本；腎陽又稱元陽、真陽、真火，為人體陽氣的根本。

　　元陰、真陰、真水，都是腎陰的別名；元陽、真陽、真火，都是腎陽的別名，因此後世中醫稱「腎藏水火」、「腎藏陰陽」

或「腎藏元陰元陽」，意思皆同，都是藏精兼藏有陰陽的說法。

五、腎臟特有的命門學說

「命門」概念在腎臟三部曲中已做介紹。然因腎臟功能非常重要，尤其在養生保健方面更是居於龍頭地位，後世有專屬於腎臟的「命門學說」，加強說明腎臟的特殊性及重要性，故在此加以詳述。

「命門」一詞並不難懂，直譯就是「生命之門」。但後世醫家對它的位置和屬性等論述錯綜複雜，所以在此擷取與腎有關且可用的論點供大家參考。

與腎有關的命門學說首先來自於《難經》，指出兩個腎臟各有分工，右側的腎臟不是單純的腎，特別稱為「命門」，其氣仍與腎相通。

「藏各有一耳，腎獨有兩者，何也？然：腎兩者非皆腎也，其左者為腎，右者為命門。命門者，諸精神之所舍，原氣之所繫也，男子以藏精，女子以繫胞，故知腎有兩也。」

「謂腎有兩藏也，其左為腎，右為命門。命門者，精神之所舍也，男子以藏精，女子以繫胞，其氣與腎通。」

《難經》還進一步指出：「諸十二經脈者，皆係於生氣之原。

所謂生氣之原者，謂十二經之根本也，謂腎間動氣也，此五藏六府之本，十二經脈之根。」

所有經脈的根本都繫於「腎間動氣」，又稱為「生氣之原」。這個說法完全符合腎主先天之氣，所藏的元陰元陽都是人體陰液與陽氣的根本，腎臟是生命的根本，當然也是五臟六腑及十二經脈的根本，這樣才有資格稱為「命門」。

命門功能有三：

1. 精神所舍：心所藏之神與腎所藏之精，其根本都安置在命門，心腎功能正常是維持生命的關鍵。

2. 原氣所繫：「原氣」又稱「元氣」，屬於腎氣的功能，推動身體氣機活動。依據「左陰右陽」的概念，左腎性質屬陰水，右腎性質屬陽火，稱「命門之火」，因原氣也是命門之火的作用。

3. 男子藏精，女子繫胞：屬於腎精的功能，男精女胞與生殖有關，牽涉到個人性命與繁衍後代。

命門所管的三件事情都是人生大事，是名符其實的「生命之門」。中醫將此概念應用於把脈，右側的尺脈可以候命門之氣，左側尺脈可以候腎臟之氣。

既然命門如此重要，從養生保健的需求來說，如何找到可以自行按壓熱敷的「命門區」才是重點。有關命門的位置，《難經》

說在右腎，但又提到腎間動氣，後世醫家更是眾說紛紜，但總脫不開腎臟的關聯，這應該無需再討論。尤其依據腎經經別在十四椎出屬帶脈的路線來看，督脈位於十四椎下有一個「命門穴」，兩側旁開 1.5 寸為「腎俞穴」，再旁開 1.5 寸為「志室穴」，這個區域的深層就是腎臟。所以個人推論，從命門穴旁開到兩側志室

穴之間的位置是為「命門」外在反應區，稱為「命門區」，剛好涵蓋兩側腎臟，也符合「腎間動氣」的說法。但命門區不等於腎間動氣區，還需結合臍下的關元穴才算完整。

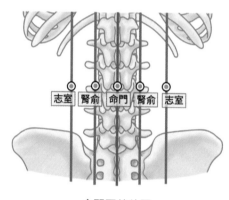

命門區的位置

六、腎精所藏之處

腎精非常珍貴，類似屋子的權狀，家中的傳家寶，必須另外有個保險箱封藏保存。那麼腎精保險箱在哪裡呢？

位於腎間動氣的「命門」是展現腎臟功能的重要部位，「命門」有門，表示是一個可進出的門戶，所以命門區是保險箱的把手，

但不是保險箱。

若以保險箱堅硬和封閉的概念在人體搜尋類似結構，則脊椎及頭顱是最佳的「保險箱」人選。首先它們的外側都有骨頭包覆，裡面的空腔充滿骨髓，也是封閉結構，非常適合作為保險箱。加上陽脈之海的督脈與腎經經脈都貫穿脊椎，腎經向前繼續連結腎臟，提供腎臟管理脊椎的通路。腎主骨生髓，腦為髓海，髓是骨頭的精華，這些「精髓」全歸腎管理，所以封藏腎精的保險箱就是「脊椎」與「頭顱」，腎臟則是管理者，並握有開箱的密碼。

腎精虧虛是許多退化性疾病的主因，常會出現耳不聰、目不明、骨質疏鬆、腰背痠痛、記憶力衰退，甚至癡呆的現象，這都提示腎精封藏在脊椎與頭顱的高度可能性。

臨床上，遇到腦部疾病或脊髓損傷的病友，透過針灸刺激，發現經脈之氣在遠端的感傳和療效仍舊存在，例如脊髓損傷者下半身沒有知覺也不能活動，當他肩膀痠痛或腹部脹氣時，選用足部相對應的穴位針灸治療，也能改善病情。這種情況讓我們思考：當腦部及脊椎損傷時，是否連帶影響其所藏之腎精？其與腎臟之間的連線也改變？因而造成相關部位的功能和感覺喪失？經絡是通路，主要通行氣血，若要修復損傷的腎精保險箱以及恢復與腎臟的連線，可能需要更多的治療方法，值得我們繼續努力。

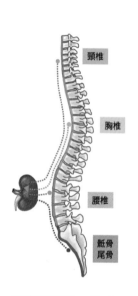

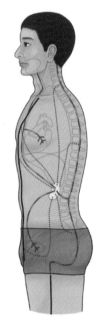

脊椎屬腎的可能方式圖　　　腎經經脈貫脊屬腎

七、腎氣的重要功能

　　腎臟將腎精存放在脊椎和腦部這個保險箱，必要時也會從保險箱取出應用。誰最適合做這個跑腿的工作？當然就是腎氣囉！

　　腎氣源自於腎間動氣，後來專屬於腎臟，所以稱為「腎氣」。腎氣是會流動的氣機，也是生命活動的動力，雖然無形，但可以從它所完成的事情來觀察，如早期推動蒸汽火車的蒸氣。以植物

來比喻，腎氣就是讓植物向上向外生長的動力，因此腎氣具有外顯的特質。

腎氣屬陽，具有火的特質，是轉化物質型態的高手。譬如燒開水，壺中原本是冷水，透過加熱，產生水蒸氣和燒開的水，與冷水的性質已截然不同。腎氣就像是那加熱的火，能讓屬性改變。腎氣充足的人，陽氣飽滿，溫煦全身而不會畏寒。

腎氣轉化的兩大方向包括：

「**先天生後天**」：在生命早期階段，將腎精轉換成供胚胎生長發育的營養物質。

「**後天養先天，先天補後天**」：出生之後，脾胃將多餘的後天之精送交腎臟，腎氣會將之轉化為腎精以便儲存；當後天之精有虧欠，需要腎精補充時，腎氣會將腎精轉化為氣血津液，並輸送給脾胃去分配運用。

綜合以上所論，小結腎氣的功能有三：

1. 運輸功能：擔任腎的外送員，負責腎精在腎臟與脊椎、腦部之間的移動。

2. 成長推進力：就像人體的一把火，功用如蒸汽或熱氣球的概念，促進人體向上成長的推進力。

3. 轉換腎精：類似用爐火的概念，轉換物質屬性，尤其在腎精與氣血津液之間的轉換是維持生命的關鍵。

腎臟與脾胃之間，有先天與後天相輔相成的關係

腎臟與脾胃之間有著先天與後天相輔相成的密切關係，但腎經經脈連結腎、膀胱、肝、肺、心等四臟一腑，唯獨漏了脾胃這個後天之本，脾、腎兩臟彼此之間缺乏經絡連線，先天之精與後天之精要如何補充？

有關此問題，僅提供以下的推論參考，但還需要進一步的驗證。

先天之精與後天之精都是珍貴的生命物質，補充方式也循著一特殊且秘密的管道進行。秘密的關鍵使者，我認為有二，分別是陽脈之海的督脈和陰脈之海的任脈，透過這兩個管道進行秘密交換。由於腎間動氣所在位置包括下腹部屬於任脈的「關元穴」和腰背部屬於督脈的「命門穴」，因此這兩個部位就成為先天與後天之精交換的部位。

秘密 1. 後天之精輸送給腎臟的門路：關元穴

肝脾腎足三陰經交會於下腹部任脈的「關元穴」，此處為腎間動氣

所在之處，也是小腸的募穴。小腸是吸收食物養份的主要部位，還具有泌別清濁的辨別能力。小腸將營養送交給脾去運化，輸送全身。

關元穴身為練家子非常重視的丹田部位，一定有其特色。「關元穴」顧名思義是元氣關存之處，守住丹田才能練丹，腎藏元陰元陽（包括元氣），可見腎臟會將部分元陽元氣存放於此，依此推論，關元穴就是存放元氣的關口，而且只關不開，只進不出。

脾經與腎經交會於小腸募穴的關元穴，顯然在此處將後天之精交給腎臟使用。關元穴就是後天之精與腎經面交的部位，然後腎氣再將之轉換為腎精，經由腎經內部循行路線直接運回腎臟去處理。

秘密 2. 先天之精輸送給脾臟的門路：命門穴

由於關元穴只進不出的特質，腎精無法從關元穴輸出給脾，得要另闢蹊徑。

前文介紹過「腎間動氣」是五藏六腑之本，十二經脈之根，幸好腎間動氣在體表有命門區做為功能反應區，應是適合輸送腎精的部位。請參閱下頁圖，腎經經別在十四椎淺出屬於帶脈，帶脈與腎經、脾經都有非常密切的關係。

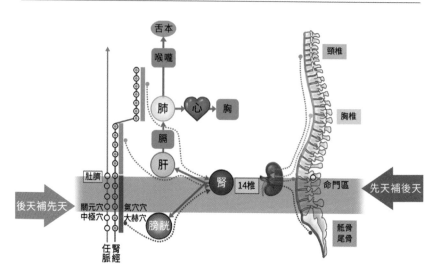

腎臟與脾胃之間，先天與後天相輔相成關係圖

據此推論，先天之精會由腎氣轉化為氣血津液，再從腎臟淺出到督脈十四椎的命門穴，之後橫向兩側通過命門區，沿著帶脈輸送給脾經。

秘密 3.「關元命門區」為重要的養生保健穴區

綜上所論，腹部任脈的關元穴是後天補先天的門戶，背部督脈的命門穴是先天補後天的門戶，中醫前輩早在「關元」與「命門」的穴名埋下伏筆。連結此二穴所形成的立體空腔區域個人稱為「關元命門區」，是腎間動氣所在，從古至今都是重要的養生保健穴區。

八、陰陽互根也會互損

「腎藏陰陽」像是兩個家人住在同一個屋簷下，共用一個存款戶頭，彼此互相依賴、資助，生活相互關照影響，有錢時一起享受美食，缺錢時一起挨餓受凍，這就是陰陽互根及互損的概念。

正常生理——陰陽互根

由於腎陰與腎陽都來自藏精，像是同根生的龍鳳胎，正常情況下，有陰就有陽，必要時陰陽之間也能互相轉化，腎氣可以轉為腎精，腎精也能轉為腎陽，陰陽平衡則身體健康。

另一方面，陰陽是相對的概念，沒有陰哪來的陽？就像有了妻子角色的存在，男人才能成為丈夫，若沒有妻子，只是個男人，不會是丈夫，夫妻關係是彼此以對方的存在做為自己身份的基礎，這就是陰陽互根的道理。腎陰腎陽不僅同根源自藏精，彼此深深依賴，互為對方存在的根本。

嚴重病理——陰陽互損

陰陽互根的好處是互相幫助，相輔相成。缺點卻也來自於優點，因為彼此依賴過深，一方出問題時，另一方會跟著受累，兩敗俱傷。古今中外，許多情人在得不到父母認同祝福而殉情的故

事比比皆是，像羅密歐與茱麗葉、梁山伯與祝英台的故事，都是陰陽互損的概念。

　　當人體處於嚴重疾病過程中，例如病在腎陰嚴重虛損，腎陽會不斷轉化成腎陰去填補，但腎陰虛損宛如無底洞，永遠難填平，時間久了腎陽也會嚴重虧損，最後導致陰陽兩虛，中醫稱為「陰損及陽」。反之，若病在腎陽虛損，久之累及腎陰也虛損，最後也是陰陽兩虛，中醫稱為「陽損及陰」。這些陰陽互損的情況常出現在危重症中。

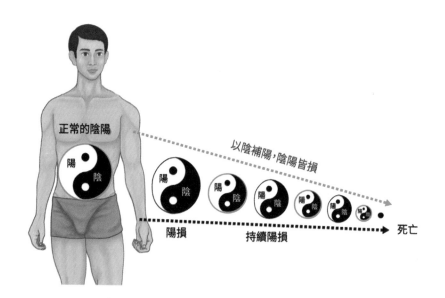

陰陽互損示意圖

為何中醫對於已經到陰陽兩虛的危重情況，還要努力分別是「陰損及陽」或「陽損及陰」？這就是中醫注重「治病求本」的精神。即使是搶救生命還是得有章法，得用對治法才能力挽狂瀾，所以中醫師才會認真地去做望聞問切四診，以期找出致病的關鍵，希望能夠逆流挽舟，留住寶貴的生命！

九、腎主納氣

　　首先討論一個有趣的問題：為何稱腎主「納氣」，而不是像「藏精」一樣用「藏氣」？

　　「納」為接受，也有引入之意，但沒有收藏之意。因為氣必須流動才能發揮溫煦和推動轉化的功能，不可能像精固定在一個地方。精與氣都是珍貴物質，腎能收藏屬於腎陰的精，當然也要收納屬於腎陽的氣。所以下圖用碗來表示氣的收納之意，以箱子表示精的收藏之意。接納并不是全然封藏，因為氣很快就會流動出去，所以稱為「納氣」。

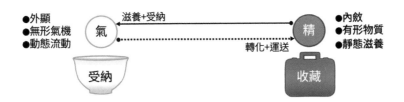

腎所納的氣有兩種：一種是腎自身的腎氣，協助腎精的轉化，另一種是肺所吸進來的清氣。

　　人跟植物一樣，需要陽光、空氣、水，腎精所藏者屬於有形物質，水是其中之一；腎氣所管的是無形物質，如空氣，這些都是維生的要件，所以腎一定會出手管理，因此《難經》說：「謂腎間動氣也，此五藏六府之本，十二經脈之根，呼吸之門。」指出腎與呼吸有關，且腎間動氣是呼吸之門。

　　中醫說「肺主出氣，腎主納氣」，肺將外面的空氣吸進體內之後，由腎負責將它攝納到丹田，經過體內一番應用之後，再由肺呼出體外。人們常透過深呼吸來增加吸氣量以減緩胸悶或氣喘，也可用來和緩緊張的情緒。這些深呼吸進入體內的氣就深入到丹田，這樣無論是呼吸、唱歌或說話，氣從丹田出來，呼吸會深長平穩，歌聲當嘹亮厚實，說話則中氣十足，正是「肺主出氣，腎主納氣」的應用。

　　人體像一棵植物，空氣分佈當然也要像植物一樣，從樹梢到樹根面面俱到。中醫認為人體的根就是腎，古代醫家說「肺為氣之主，腎為氣之根」，呼吸的氣息有根，呼吸就會順暢而深長，這是中醫特有的呼吸概念。

　　呼吸是生命的根本，腎當然要掌握。人類的生命始於出生時

張口啼哭，打開肺吸進第一口氣，生命之末終於腎所呼出的最後一口氣，不再納氣。生命開始於第一個吸氣，終止於最後一個呼氣，生死之間的日常呼吸就由肺與腎共同完成，所以腎經經脈連結到肺臟，以確保二者合作無間。

如果腎氣虛弱，例如久病的人，無法攝納肺吸進來的空氣，氣息很快就呼出去，呼吸變成很淺很短，甚至變成喘氣短氣，或呼多吸少、吸氣困難的情況，表示腎主納氣功能有障礙，中醫稱為「腎不納氣」，屬於危重症。對於呼吸疾病，中醫強調初病治肺，久病就要治腎，以避免出現腎不納氣的狀況。

回歸到納氣一事，「納」字雖有收納固攝之意，仍較收藏為短期，也較淺層。氣就像是推動種子發芽生長的力量，人體所有活動都需憑藉氣機來推動，所以納氣不可能收藏不動，主要是讓氣有根，猶如風箏在空中飄曳須有線繫住，風箏斷線則亂飄失聯，氣機失納會出現氣機逆亂，甚至氣機脫亡的死證，不可不慎！

中醫的用詞很有深度，前面提到的「腎氣」具有運輸、推進和轉換的功能，作用方向以對外為主；這裡提到的「腎主納氣」，意思是腎臟可以接納自己的腎氣和肺所吸進來的清氣，作用方向以對內為主。

腎臟源自腎元，屬於五臟系統，功能以「藏」為主。

腎氣源自腎間動氣，負責推動腎臟和腎經功能，以「出」為主。

腎臟與腎氣有藏有出，有陰有陽，也是腎藏陰陽特質的另一展現。

讀者看到這裡，千萬不要因為名詞的相似，容易混淆不清而感到氣餒。其實每一位中醫師在學習的過程中，都和大家有同樣的經歷。正因為如此，我希望透過這套書能把經絡系統講得更白話更接地氣，這樣才有出版價值，不是嗎？所以請別懊惱，多看幾次後就能理解了。

十、腎藏志，五志屬驚恐

腎臟很喜歡收藏東西，除了有形的腎精，也將無形的腎氣納進，但看到腎藏志也是非常有趣。

五臟就是有所藏才稱為「臟」，人類有各種個性特質，中醫將之歸給五臟去管理，稱為「五藏」，如肝藏魂、肺藏魄，俗語說「氣魄」、「軍魂」都代表了某種人格特質，而心藏神、腎藏志，心、腎共同掌管神志，神志是最重要的精神指標。

腎所藏的志有兩種意義

1. 志氣：從個性特質來說，志有意志、毅力之意。腎主骨，腎經經脈起於足底，一路向上，克服萬難，終於貫穿脊椎，呈現

出腎臟的衝勁與堅持。腎經這個努力不懈的意志力，呈現在性格上會願意持續努力且有骨氣。腎氣充足的人，工作中充滿幹勁。這種屬於無形的意志力就與腎氣相關。

2. 誌記：志通「誌」，記存於內心之意，也為記憶。腎主骨生髓，腦為髓海，腎主 IQ 與先天智商和學習能力有關。

《內經》對於志也有類似的論述：「所以任物者謂之心，心有所憶謂之意，意之所存謂之志，因志而存變謂之思，因思而遠慕謂之慮，因慮而處物謂之智。」志來自於心有所憶，其實就是「記憶」。

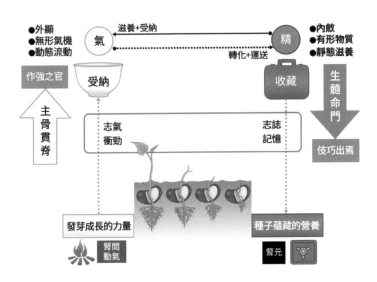

《內經》也說：「腎藏精，精舍志」，指出腎志藏在腎精，有堅強意志力的人會有股持續學習的毅力，學習之輪不斷轉動，存入腎精的記憶也會陸續增加，學習智商也會一直增長，成為善的循環，所以志氣與誌記兩者相輔相成。

　　如果腎臟出現問題也會影響記憶力，如「腎盛怒而不止則傷志，志傷則喜忘其前言，腰脊不可以俛仰屈伸」，可見腎與志的密切關係。

　　若以現代經驗譬喻，來自先天遺傳的智商加上後天學習累積的知識經驗，一方面儲藏在腦髓，類似電腦的硬碟，另一攸關生命傳承的重要備份則是儲藏在腎臟的腎精，類似外接硬碟備份。

　　為何這備份要特別儲存在腎精？

　　以生命繁衍來看，腎精不只接納先天遺傳物質，等到成年時，腎精也是傳給下一代的重要物質。生命要進化，經驗要累積，知識要傳遞，這樣才能一代強過一代，所以後天累積而來的知識經驗也須隨時儲存到腎精，以便在天雷勾動地火之際，即時傳承後代作為遺傳物質。

　　腦部的損傷或退化，對於腎藏志功能影響很大。例如前文提到腦部疾病或脊髓損傷的病友，當腦部及脊椎損傷時，可能會影

響儲藏在腦髓和腎臟的腎志。許多長輩會出現過去的事情記得很牢，近期的事情轉眼就忘的情形，還有嚴重腦部退化者，如重度失智症，則所有的記憶全然忘記。

個人推測，腎精就像硬碟，早年腎精功能正常，宛如全新硬碟，可以存入諸多記憶，隨著年紀增長，腎精功能跟著退化，就像斑駁損傷的硬碟，後續記憶難以存入，嚴重者連早先存入的記憶都毀損了，這就是失智症的病程。

腎與大腦在西醫眼中可能是兩個獨立器官，但在中醫觀念裡，卻是密不可分，大腦歸腎所管轄，中醫診斷這些病證多數與腎虛以至於髓海空虛有關，中醫補（修復）腦功能時，主要也是從腎著手，使用補腎填精補髓法來治療，這也是腎藏志的臨床應用。

更進一步思考，心主神志，處理許多當下淺層的記憶與反應，存於中醫的心臟系統。而腎主骨生髓，腦為髓海，腎又主先天，處理的應是深層的記憶與生命的遺傳密碼，這些都存在中醫的腎臟系統。

五志屬驚恐

人類與生俱來最大的弱點就是「恐懼」：害怕沒人愛，害怕失去所擁有的，幾乎所有的生命課題與難關都與恐懼有關，尤其

腎主黑色，主大水深水，多數人都怕黑也怕深水。

　　若從演化角度來看，恐懼是人類得以存活的重要因素。人類（包括動物）在面對外在環境的不確定性，甚至有危險的可能性時，自然而然便會產生恐懼感，為了生存，就會做一些事情來減低危險以保護自身。例如害怕毒蛇猛獸侵擾，會加強房子的結構，架設陷阱等，或因害怕外族入侵，才會修建城牆加強護衛等等。所以恐懼反而讓人更加小心謹慎，且會採取相應行動來降低風險。還有如工作態度的戒慎恐懼，兢兢業業，讓人思慮更縝密，行動更周延，更能獲致成功。因此恐懼是喜、怒、思、悲、恐五志之中最富行動力的。

　　現代醫學指出：當面對危險或壓力時，腎上腺素加強分泌，將神經系統切換至「戰鬥或逃跑」反應，這是典型的求生本能，也與腎有關。

　　腎臟是生命的源始，也是有記憶且高智商的器官，每一代人將生活經驗存入腎精，再傳遞給下一代，同時也將面對恐懼的判斷力和執行自我保護的行動力傳承下去。人類的命脈得以延續，社會持續進步，某些部分與此有關。

　　「驚」則不在五志之中，屬於七情之一，也歸腎所管。「驚」比較偏向外在的威脅而起，「恐」比較偏於內在的感受，但驚嚇

容易導致恐慌，恐慌之餘也容易飽受驚嚇，恐懼與驚嚇兩者常合併出現，所以由腎一併管理。

《內經》說：
「恐則氣下，……驚則氣亂。」
「恐則精卻，卻則上焦閉，閉則氣還，還則下焦脹，故氣不行矣。……驚則心無所倚，神無所歸，慮無所定，故氣亂矣。」

古代中醫師可能閱病人超級無數，總結的經驗才會如此精準犀利。簡單說，恐懼會讓氣機下降，譬如氣上不來、腳軟，甚至有漏尿的情況，《內經》指出「恐懼而不解則傷精，精傷則骨痠痿厥，精時自下。」

所以嚴重的恐懼會損傷腎精而出現骨頭痠軟無力，甚至腎精時時自下，難以控制的情形。驚嚇會讓氣機逆亂，就像接到恐嚇電話時，六神無主，慌成一團，毫無頭緒，整個人不知如何是好。（中醫經驗厲害吧！）

七情是在五志的基礎加上憂與驚，恐與驚常伴隨而來，腎有良方可以改善。腎氣有很強的向上升提力量，可以改善恐懼時的氣下，腎精有很好的封藏震懾能力，可以讓慌亂的心神安定下來，

可見腎可以改善驚恐現象。腎志存在腎精裡，志有堅持與穩定情志的力量，腰部十四椎命門穴旁開 3 寸處的「志室穴」，就是腎志儲存之處，也是安神定志的保健穴。

腎臟的藏寶圖

腎臟真的很愛藏東西，我們來總結破解它。

腎水藏在哪裡？當然在土壤的下面，也就是足底。

腎精藏在哪裡？除了藏在腎臟之外，也藏在脊椎和腦部。腰部十四椎中央的命門穴（屬於督脈）到兩側腎俞穴（膀胱經）之間的命門區是腎精對外的門戶。

腎志藏在哪裡？藏在腰部十四椎旁開 3 寸的志室穴，顧名思義就是志的房室，腎志就藏在此處。

腎主骨生髓，為作強之官，伎巧出焉

一、腎間動氣為向上成長的衝力

　　腎臟此部分的功能主要影響身體及智能兩方面，對於成長發育更為重要，尤其腎間動氣為向上成長的重要衝力。

　　在身體方面，腎主骨生髓，腎經貫穿脊椎，含有「轉骨」概念，孩子要長高，骨架必須先拉開，尤其脊椎決定了身高，是轉骨的重點部位。腎氣充足，骨架就能伸展，像大樹一樣快速成長。

　　在智能方面，腎主骨髓，上通於腦，腦為髓海，與學習記憶有關，所以腎臟主 IQ，包含先天遺傳的智商和後天學習的記憶，再加上腎開竅於耳，主管內耳的耳蝸和半規管，與聽力和平衡有關。腎精充足，腦髓飽滿，肢體平衡，學習力與活動力當然非常好。

　　《內經》說「腎者，主蟄封藏之本，精之處也，其華在髮，其充在骨。」暗示腎精充足則頭髮與骨頭都會得到良好照顧，維持青春。反之，若腎精不充會出現提早老化現象，如唐代學者韓愈在〈祭十二郎文〉中寫到：「吾書與汝曰：吾年未四十，而視茫茫，而髮蒼蒼，而齒牙動搖。」中學時讀到這裡忍不住發笑，彷彿看到一個小老頭搖頭晃腦在寫信。而現在自己開始越來越「資深」，

以上症狀也一一浮現。這三種狀態都與腎臟有關，更深深體會照顧好腎臟是保健防老的重要關鍵。

二、腎主骨生髓

從演化歷程來看，脊椎是生物從水中移居陸地所需的輔助結構，有些物種的外部細胞硬化成為外骨骼，有些物種的內部細胞形成內部骨骼，產生骨架，再演化成脊椎，人類屬於這種演化過程。所以脊椎系統在胚胎很早期就開始發育。

全身骨架是成長發育的重要結構，鈣是骨骼的主要成分。腎主骨，腎經也貫穿脊椎，因此腎臟不僅掌管脊椎，還掌管全身骨頭與鈣質。但是骨頭如果只有外殼很難長時間堅實挺立，所以腎臟就以珍貴的腎精製造骨髓存在骨髓腔中，猶如蓋房子要以水泥灌入板模來強化結構。

骨者髓之府：腎主骨主髓，上通於腦

《內經》認為「骨者髓之府」、「腎藏骨髓之氣」、「腦為髓海」，腎所主的骨以脊椎和腦部最為重要。

人體的脊椎從頭骨下方延伸至尾骨，包括 33 塊脊椎骨形成脊椎，其中的空腔稱為「椎管」。腦為髓海，脊髓延伸自腦部，就

走在椎管之中。腎屬水，髓也是水的一種型態。

中醫認為，腎所藏之精能化為髓，髓通於腦，腦為腎所藏的志之所居，故能體現記憶能力，所以腎主 IQ，與智商和學習記憶能力相關，與此相對的心主 EQ，兩者都是現代生活中非常重要的能力。先天遺傳而來的智商可以透過後天學習，不斷地累積提升，通常會越學越聰明，腦部也越來越靈活。

《內經》說腎為「作強之官，伎巧出焉」。骨與髓在體表可以建構出強健的形體，宛如建築師能蓋出堅固的房子，腎臟是人體房舍的建築師，讓人有強壯的骨架體格，就像一個國家裡負責建築營造的「作強之官」。（雖然古今不少醫家對於「作強之官」的解釋多有不同，但個人較偏向此種詮釋）

許多家長喜歡用補品幫孩子「轉骨」，期望他們能長得高又壯，其實只要均衡的營養補充後天之本，持續運動補充先天之本，作息正常，自然就會有好骨架。骨主作強，髓主技巧，好骨架的作強之官加上持續努力而生的技巧，就是人生勝利組必備要件。

骨頭內所藏的骨髓現代稱為「骨質」，人體骨骼的骨量大約20歲至30歲達到高峰，之後逐漸遞減，女性停經後因荷爾蒙減少，骨質流失速度會加快。除了年齡因素，骨質也會隨著營養、工作型態或疾病等因素而流失，出現骨質疏鬆症，嚴重者還會導致骨

折，不僅影響生活甚至危及生命。

　　《內經》提到因為腎有邪熱而產生骨痿：「腎氣熱，則腰脊不舉，骨枯而髓減，發為骨痿。」「有所遠行勞倦，逢大熱而渴，渴則陽氣內伐，內伐則熱舍於腎。腎者，水藏也，今水不勝火，則骨枯而髓虛，故足不任身，發為骨痿。」腎的邪熱導致骨枯而髓虛，而出現腰脊無力難抬舉，因骨病而出痿症，也類似骨質疏鬆症。比較嚴重者為「骨者髓之府，不能久立，行則振掉，骨將憊矣。」出現不能久站立，走動時晃動不穩的情況，表示骨頭極度疲憊不堪，「得強則生，失強則死。」若能趕緊補強還有生機，若是持續衰敗就會死亡。

　　腎主骨的特質還能從穴位分佈展現。腎經最後一個穴位為「俞府穴」，顧名思義是所有俞穴之府，位於鎖骨跟第一肋骨之間。背部與其相對應的為膀胱經「大杼穴」，位於第一與第二胸椎棘突之間，為背俞穴之首。中醫認為「骨會大杼」，亦即所有骨頭的氣機都聚會在大杼穴，也可看作「大杼主骨」之意。膀胱經與腎經相表裡，骨會大杼與腎主骨之間有著特殊的連結關係。

腰為腎之府
　　腎臟位於腰部深層處，尤其十四椎（第二腰椎）下方是「命

門區」，也是腎臟功能的反應區，因此《內經》說：「腰者腎之府」，腰部是腎臟所居住的地方，一旦腰部出現「轉搖不能，腎將憊矣」，腰部無法轉動表示腎臟極度疲憊不堪，與骨頭一樣，若能趕緊補強還有生機，若持續衰敗就會死亡。

因為腰為腎之府，腎臟其他疾病也會影響腰部活動，如《內經》說：「腎盛怒而不止則傷志，志傷則喜忘其前言，腰脊不可以俛仰屈伸。」所以暴怒不僅傷肝、傷腎，影響作強之官則會腰脊難活動，影響技巧的生成則會喜忘其言，完全忘記自己說過些甚麼，久而久之記憶力嚴重衰退。

對應腎主骨的特殊針法

中醫的「五體」概念呈現五種重要組織在人體分佈的深度：「皮—脈—肉—筋—骨」，骨位於最深的位置，《內經》的五臟針法也有因應的針法：「凡刺有五，以應五藏。……五曰輸刺，輸刺者，直入直出，深內之至骨，以取骨痹，此腎之應也。」輸刺法可以針到骨面上治療骨痹疾病。臨床上我們也用此法，但多數用在針透深厚筋結，過程中針刺抵骨即知已經到達病位。也在此提醒醫師們，針尖抵骨面即止，切勿施行手法，以免傷害骨膜導致嚴重不適感和痛感。

三、腎治於裡與腎主外相矛盾嗎？

《內經》說：「心部於表，腎治於裡。」看起來很合理，初學者常見一般平面人體圖與經絡圖，而忽略了人體是立體的。對於臟腑經絡在人體的分佈，一定要掌握深淺之別，腎臟藏在體內較深處，在臨床診治上也常用於處理較深層的疾病。

然而《內經》對於腎除了「治於裡」的特質外，還提出了「主外」的說法，常令初學者一頭霧水，例如：

「腎者，主為外，使之遠聽，視耳好惡，以知其性。」

「五藏六府，心為之主，耳為之聽，目為之候，肺為之相，肝為之將，脾為之衛，腎為之主外。」

這不難理解，只要釐清《內經》中有許多對於人體經脈、臟腑的特質敘述，是為了讓後世對人體有更具體的理解和想像，而針對其作用和差異，多半運用譬喻和對比性的語法作為描述。

例如《內經》提到腎治於裡的說法，就是相對於心部於表的特質，心火屬陽，散佈於人體之表，腎水屬陰，深藏於人體之中。

而在另一篇章提到「五臟六府，心為之主，耳為之聽，目為之候，肺為之相，肝為之將，脾為之衛，腎為之主外。 故五臟六府之津液，盡上滲於目，心悲氣并，則心系急。心系急則肺舉，

肺舉則液上溢。夫心系與肺，不能常舉，乍上乍下，故欬而泣出矣。」主要在談五臟六腑的津液差別，而先以五臟六腑之功能差別做譬喻，於是提出人體做為一家國，心為之主，腎則為主外。所以「腎治於裡」包括前述腎氣、腎精等功用，不僅可以治裡病，還能培養出特殊技巧。「腎主外」指骨與髓在體表建構出的強健形體，宛如身體的外牆提供防護，加上腎開竅於耳，宛如俗稱「小耳朵」的衛星天線，可以廣納各方的資訊。因此腎臟的裡與外各有所司，也共同成就腎為「作強之官，伎巧出焉」的特質。

三地雷區傷腎，不可不慎！

《內經》針對成年人提出三件傷腎的情況：「有所用力舉重，若入房過度，汗出浴水，則傷腎。」用力不當、房事過度，或汗出洗澡，此處應該是指洗澡時，或因外風侵襲，或因水溫偏低，會導致寒濕邪氣入侵，而不是以為出汗就不能洗澡。

對於兒童來說，如果藏精異常，會出現發育遲緩現象，中醫有「五遲、五軟」病名，五遲指立遲、行遲、語遲、髮遲、齒遲等；五軟指頭項軟、口軟、手軟、足軟、肌肉軟等，都是小兒生長發育障礙病症，中醫常用補先天腎臟與後天脾胃的方法來治療。

四、其華在髮，齒為骨之餘

腎其華在髮，主要因為頭髮下面就是頭腦，加上中醫認為「髮為血之餘」，頭髮是氣血所滋養的產物，頭部氣血充足，頭髮也會烏黑亮麗。如果用腦過度，長期「燒腦」，氣血虧損，會出現大量掉髮或白髮快速增生，所以觀察頭髮可以判斷腦部氣血狀況，進而了解腎功能。

在《卷二》介紹過，牙齒主要歸大腸經與胃經管理，為何此處還將牙齒納入腎管轄？

牙齒堅硬的原因是內含「羥磷灰石」，尤其琺瑯質的密度最高，此成分也充滿在骨骼的基本結構中，鈣是牙齒與骨骼都有的主要成分，所以人體的牙齒跟骨頭一樣硬，有人說人類是「嘴內有齒，體內有骨」的動物。有趣的是，在演化過程中，牙齒也可以演變成頭骨，因此中醫說「齒為骨之餘」，腎主骨，由此看來，腎負責提供牙齒成長發育的營養以及堅固的結構，如牙齒本身的琺瑯質、牙骨質，及牙周的齒槽骨等，這些都與骨頭結構類似。《內經》說：「腎熱者，色黑而齒槁。」當腎臟有邪熱時，不僅面色黯沉，齒槁指牙齒看起來乾燥，顏色黑黑黃黃，都是營養不良的狀況。

在生殖之精篇章中說過，頭髮和牙齒的變化歷經第一到第五週期，與人體的長、壯、老階段有關，可用來判斷腎的功能。

　　以頭髮而言，許多嬰兒剛出生就有胎髮，剃完胎髮就會長出真髮，民間有用胎髮製作胎毛筆的習俗。從第一週期的髮長、髮長極到第五週期的髮墮，都是腎臟功能由盛轉衰的表現。

　　比較有趣的是髮色的改變，年輕孩子髮色較淡，所以有「黃毛丫頭」之稱，隨著成長髮色逐漸變黑，但老人的髮色變化剛好相反。之前一位高齡白髮伯伯來看診，療效不錯，他就持續回診，過程中發現伯伯頭髮顏色有時白色，有時出現類似香蕉皮的鮮黃色，還以為染髮所致，經他嚴正否認後才知道，黃色是介於黑髮與白髮之間的過渡色。古人說「黃髮垂髫」，黃髮指老人，垂髫指兒童，可見古人早就發現老人黃髮的秘密。現代醫學指出，頭髮顏色是由頭皮毛囊裡的黑色素細胞決定的，黑色素細胞會將酪胺酸氧化合成多巴，再轉換成黑色素。所以白髮與黑色素減少與酪胺酸不足有關，也與營養不均衡、壓力大等因素有關。

　　就牙齒而言，牙齒是出生後才長出來的稱為乳牙，都會歷經乳牙換成真牙的過程。從第一週期的齒更、真牙生到第五週期的齒槁，其變化與頭髮同步。大腸經與胃經主管牙齒營養及活動功能，譬如咀嚼等等，腎臟則主管牙齒及牙槽的結構。當身體開始老化時，牙齒中堅硬的結構也跟著退化，出現牙齒晃動甚至鬆脫

的情形。

再從演化歷程來說，牙齒與頭髮都源自於皮膚，這也是一件很有趣的事。從這裡可以看出，身為全有特質的腎臟不僅管理身體內部事宜，也管理外部事宜，尤其是承擔絕大部分掌理外在事務的膀胱經喔。

五、腎開竅於耳

《內經》指出：「耳者，腎之官也。」所以腎開竅於耳。耳朵內的耳蝸與聽力有關，三個半規管與平衡有關，因此耳朵兼有聽覺與平衡兩項功能，《內經》對於腎和耳朵關係的論述也分為兩類：

1. 與聽力有關

「腎氣通於耳，腎和則耳能聞五音矣。」腎氣充足則聽力正常。

「五藏六府，心為之主，耳為之聽，目為之候，肺為之相，肝為之將，脾為之衛，腎為之主外。」「腎者，主為外，使之遠聽，視耳好惡，以知其性。」

《內經》提出「腎為之主外」有兩重意義，一如前述，腎主

骨貫脊椎，是人體重要的支撐結構，且位於背部，背屬陽主外，作為五臟六腑的外衛。另一指出腎所主導的聽覺可以接收外界的訊息，聽覺是人類發育過程中很早發展出來，也是生命終結時最後失去的感覺系統，這與腎臟貫穿人一生的發展特質相符。

胎兒聽覺的發育比視覺早，在演化過渡期，人類還是四足動物時，聽覺遠比視覺重要。腎主先天，是最早發展的臟腑，掌管發展早期的組織和功能。之後隨著胚胎的成長，其他臟腑也逐漸成熟，就會各自接管後續發展的組織。聽覺是人類生活中非常重要的感覺系統，收集外在環境的聲音，判斷情勢，決定採取行動維護生命安全。語言的學習也來自聽覺，透過語言和聽覺以建立人際關係。

2. 與平衡有關

人體從出生開始就一直努力地尋求身體的平衡。在嬰兒發展歷程中，民間俗諺有「七坐八爬九發牙，十捏周歲獨站穩。」這些進展都會用到脊椎和其他骨骼系統，如「七坐」用到尾骨和薦椎，「八爬」需要強而有力的脊椎和四肢，「九發牙」齒為骨之餘，從十個月到周歲獨自站穩，此時期常見嬰兒緩慢站起來，兩隻腳搖搖晃晃的，努力維持平衡，再勇敢的跨出下一步。嬰兒在站立中練習找到平衡，成長後的人體也宛如爬 A 形梯，時時刻刻保持

平衡。

維持平衡，需要骨骼系統和內耳的半規管，這都隸屬腎臟系統。腎主骨，多數骨頭都是長骨，因此很容易認為腎臟系統與「縱向」活動型態有關，譬如前述嬰兒學習站立及走路。其實不然，腎主水，有水流之處就容易出現漩渦，所以腎與人體旋轉活動密切相關。

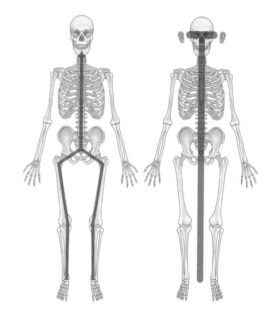

成長後的人體
宛如爬 A 形梯

腎主骨及開竅於耳
的「竹蜻蜓」結構

內耳三個半規管與平衡有關，三個半規管呈現立體型態，是維持人體旋轉時平衡的關鍵，腎經也因應這樣的身體需求，發展出「旋轉」的循行路線，如經脈在內踝的旋轉，經別出屬帶脈等。此外，腎主骨生髓也是維持身體平衡的要件。前文介紹過，精子移動時尾巴都朝同一方向擺動，亦即向右側螺旋前進，DNA 是左旋。既然這些重要的生命物質都是旋轉活動，人體當然也是如此。

由此更能理解腎開竅於耳的深意。

腎主骨加上開竅於耳是維持身體平衡的重要結構，兩者合在一起就像前頁圖的「竹蜻蜓」結構。

語言的學習先從聽力開始，如果藏精異常，聽力發展差，話語表達與身體平衡也跟著遲緩，很容易變成前述介紹的「五遲五軟」。

《內經》說：「髓海不足，則腦轉耳鳴。」臨床上確實常見此現象。

腎開竅於耳，又主骨生髓，許多長輩隨著年齡增長，聽力逐漸下降兼見眩暈，同時還有記憶力變差、腰膝痠軟、牙齒動搖等症狀，這都與腎精退化、腦髓不足有關，中醫師常透過強腎填精補髓治法加以改善。

另一方面，由於腎主水，在五行關係上，心火能制約腎水。心陽位於上焦，充足的心陽能讓下焦陰水安住，不會四處流溢，百病叢生。如果心臟陽氣不足，下焦陰水就會蠢蠢亂動，尤其最常向上衝逆，出現眩暈、噁心的情況。有暈車經驗的人都知道，搭車之前盡量少喝水，以免肚子裡的水隨著車子搖晃而產生暈眩、嘔吐。

上述這型眩暈來自於水飲上逆，另一種則與脾胃功能有關，就是《卷三‧脾經》提到的「食填太陰」，此外還有肝風內動，

類似現代的高血壓，也會造成眩暈。這些情況會出現在各個年齡層，中醫自古以來也有對症的方劑，如五苓散、真武湯、半夏天麻白朮湯、鎮肝熄風湯等。五苓散與真武湯都是《傷寒論》的方劑，五苓散主治太陽病，真武湯主治少陰病，足太陽經與足少陰經為表裡經，由此可見，腎與平衡有密切關係。

無論眩暈是來自腎精不足或水飲上逆，都與腎主骨生髓、開竅於耳有關。反過來思考，水會造成漩渦，是自然現象，人體有旋轉活動，也是自然現象。旋轉必然是演化的結果，因此人體活動不會只有線性而已。日常生活中，我們每天光是轉頭轉身就不知有多少次，更不用說舞蹈家、運動員了，他們有更多的旋轉運動，為什麼不會輕易頭暈或跌倒？這表示人體有維持日常旋轉活動平衡的機制，這種與生俱來的能力，就來自腎臟系統。因此，腎必然開竅於耳！在日常無數的轉動活動中，腎主骨及開竅於耳合作無間，才為每一次轉動提供最佳的平衡保證！

腎與耳朵的關係也出現在其他方面，如《內經》說：「視耳好惡，以知其性。」觀察耳朵的型態可以了解個性，而面相學認為耳朵代表 1 ～ 14 歲早年命運，而且良好的耳形表示比較聰明，事業也比較順遂。這些觀察其實都與腎臟是否強健有關。

六、腎司二陰

依據《內經》的說法：「北方黑色，入通於腎，開竅於二陰，藏精於腎。」腎除了開竅於耳之外，還開竅於二陰，為了避免混淆，使用「腎司二陰」來說明腎臟與二陰的關係。

二陰包括屬於後陰的肛門，屬於前陰的生殖器及尿道。腎與膀胱相表裡，且主管生殖，當然主管前陰的尿道與生殖器。

《卷五‧膀胱經》介紹過「泄殖腔」。自然界中某些動物的直腸末端較大，因此尿道和性腺就開口在腸道，形成了一個消化、排尿、生殖功能三者共用的小腔，稱為「泄殖腔」。人類在胚胎時期也有原始的胚胎泄殖腔，發育過程中就慢慢的分化出前陰與後陰。可見腎記錄了這段演化過程，加上膀胱經別「下尻五寸，別入於肛」循行，也讓腎能掌理後陰的肛門。腎經經筋還結於陰器，包括前後二陰在內，所以腎臟是劍及履及，透過經筋系統協助完成司二陰的功能。

腎臟所主的平衡與手足太陽少陽經的差異

水的運動有直流和漩渦型態，腎也對應自然界水流特性，當然能在這些活動過程中，順其勢來維持平衡，如腎主骨維持直行活動，腎開竅於耳維持旋轉活動。

站立與旋轉都是人類與生俱來的生存能力，觀察嬰兒從坐到站的過程中，每個步驟都在搖搖晃晃之間尋求平衡，此時腎就是關鍵，腎透過主骨與耳竅來維持直線與旋轉運動的平衡，二者都是天生的能力。

傳統健身運動非常重視培養內勁，例如武術有蹲馬步、站樁等基本功，這些與腎主骨的特性有關；太極拳有纏絲勁，雲手活動呈現類似無限符號∞，這些與腎開竅於耳以及帶脈的特性有關。以此來看，許多保健強身活動其實都連結到腎，尤其內勁也是來源於腎，還能讓身體回復到初始設定。如果勤練得宜，甚至可提升整體體能，讓自己成為健康進階版。

在耳朵部位有四條主要經絡，包括循行於耳上角的膀胱經、循行從耳後到耳中出耳前的三焦經、小腸經和膽經，簡稱「焦小膽」。

膀胱經為腎經表裡經，其功能主要是為腎經服務，尤其是穩固下肢和背部脊椎，讓人體有良好的直行能力。

焦小膽三條經絡是後來才發展出來的系
統，可以視為腎開竅於耳的輔助與執行
系統。由於腎要管的事情很多，除了攸
關生命的重大活動之外，其餘都可以分
工給其他經絡系統。

耳朵位於人體側面，與少陽經循行部位
最為契合，所以手足少陽經都入列。耳
後完骨也是維持平衡的重要結構，耳朵
後側與太陽經循行部位切合，因此手足
太陽經也入列。如此一來，手足少陽經
與太陽經就共同執行腎臟交辦的維持人
體旋轉平衡任務。

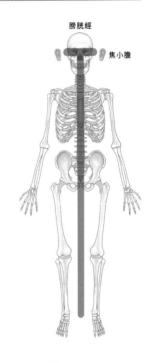

膀胱經

焦小膽

此外，依據《內經》「少陰少陽為樞」的概念，腎經屬於少陰經，三
焦經與膽經屬於少陽經，共同維持人體旋轉時平衡。

總之，腎經系統形成「竹蜻蜓」結構具有完整功能。其他四條經絡系
統都只承擔部分結構，如膀胱經承擔竹蜻蜓的直桿，亦即下肢及腰背
部位，焦小膽承擔竹蜻蜓的橫桿，亦即耳朵部位，協助腎經維持旋轉
平衡。

腎經四大系統循行簡圖 (捷運圖)

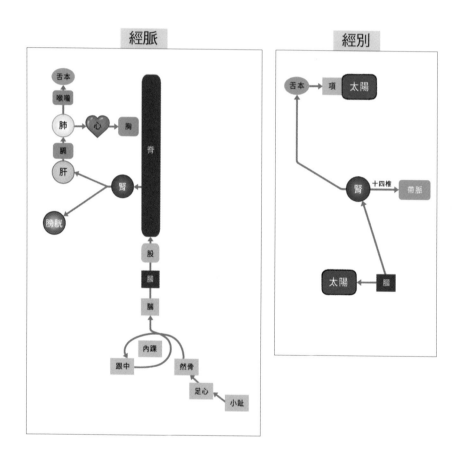

經脈

經別

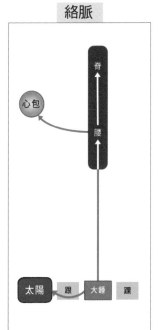

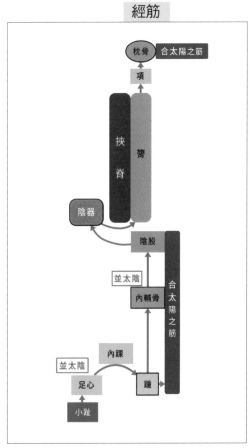

腎經四大系統循行經絡圖

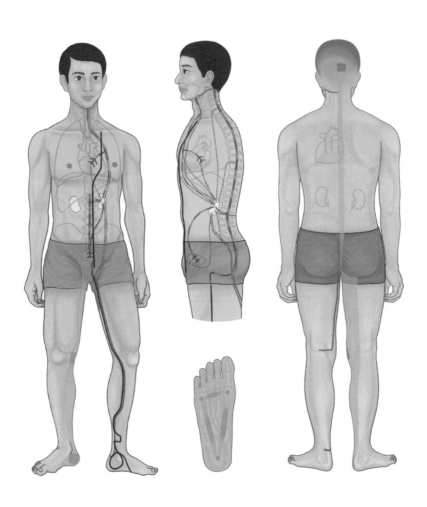

奇經八脈

研究奇經八脈的源起

自大學時期加入針灸社開啟了中醫之路，學習中醫已有數十年。也因為習醫始於針灸，對針灸與經絡的興趣一直非常濃厚。

住院醫師第一年，幸運地得到漢光教育基金會的支持，開始從事經絡的研究。由於奇經八脈看起來很特別，加上經脈數量比較少，以個人當時的中醫程度而言可能比較好入門，所以決定從奇經八脈開始研究。

不過開始收集資料後，才知道自己估計錯了！

因為在研究過程中，發現奇經八脈很像橫空出世的英雄，從《黃帝內經》到《難經》都有陳述，相較於十二經脈的系統性與完整性，奇經的內容簡要且不完整。之後的醫書大多蕭規曹隨，沒有特別的新意。金元時期有人提出八脈八法交會穴，明代醫家李時珍在《奇經八脈考》將奇經八脈的循行、穴位及病候做了系統性的歸納和探討，但之後又沉寂良久迄今。

心裡納悶著，猜想可能有部分的中醫知識不見了，所以一直有個心願，希望未來有機會到其他也有傳統醫學的國度，如印度、中南美洲等地去尋找奇經八脈失去的片段。

十幾年前開展十二經絡系列課程，許多學員希望我也開奇經八脈的課，當時因為手上奇經八脈的相關內容尚不完整，探討起

來內容還蠻複雜的，加上時間跟體力有限，遂不敢答應。

近年在撰寫《經絡解密》系列的時候，還是有學生說希望接下來能夠出一本談奇經八脈的專書，我還在考慮中。

或許是時機成熟了吧！

首先，這次寫作腎經方式與過去不同，先完成四大系統，再寫總論。在撰寫四大系統時，發現許多有趣的結構，如經脈在內踝環繞一圈，行走於身體的前側與後側；經別出現三個環狀結構，還出屬帶脈；經筋系統中，腎經與膀胱經及脾經一路緊緊相隨，形成特殊的三明治結構等，這些特性與其他經脈系統全然不同，而且彼此之間還有特殊聯繫。

其次，著手撰寫總論時，由於要清楚闡述腎臟複雜的生理機能，必須不斷思索，不斷推論，過程中竟然順勢討論到任督二脈。突然之間彷彿走進奇經八脈的秘密通道，在沒有預期心理下，展開奇經八脈來源的探討。

早年研究奇經八脈之後，歷經二十年專注於十二經脈，此番與奇經再次相逢，已是完全不同的光景。也深感慶幸，透過撰寫《經絡解密》系列書籍，從十二經脈系統對照奇經八脈，方能解開奇經之謎。

由於奇經八脈內容擴充了，原本放在總論，後來決定還是將它獨立成一個篇章，以便於閱讀，所以奇經八脈就成為腎經的雙

胞胎經脈系統。

　　這次探討多數是個人大膽的推論，加上和多位年輕聰明的醫師一起琢磨，腦力激盪而成。看到他們在診間認真找資料、思考、推敲、思辨的身影，非常感動，中醫傳承有人接棒了。

　　感謝他們的參與，共同完成這份「奇經八脈狂想曲」。

　　這些年輕醫師包括：

　　關山慈濟醫院醫師群：高允中、林芳竹、鄒牧帆、張雅筑、李盈德、林昭男、陳明新、陳聖霖等醫師。

　　2020 年 R1 軍團：

　　黃才珊、陳昱婷、陳苡涵、朱清蘭、許霖蓉、林慶芳、張簡嫄鵝，以及曾心怡醫師。尤其才珊醫師跟診時間較久，期間提出許多深富創意的想法，令人驚艷，果然英雄出少年啊！

　　期望本篇奇經八脈的探討能拋磚引玉，當有更多中醫學者加入討論後，相信更有助於奇經八脈的脈絡整理及臨床應用，這也是個人最深切的期盼。

奇經八脈總論

許多人聽到奇經八脈多會眼睛一亮，或許是因為它在十二正經之外，充滿神秘性，也可能是透過武俠小說的延伸引述，推波助瀾，讓它顯得高深而強大。

回到中醫，關於奇經八脈的說明，在《難經》有相關描述：

「聖人圖設溝渠，通利水道，以備不然。天雨降下，溝渠溢滿，當此之時，霧霈妄行，聖人不能復圖也。此絡脈滿溢，諸經不能復拘也。」

「比於聖人圖設溝渠，溝渠滿溢，流於深湖，故聖人不能拘通也。而人脈隆聖，入於八脈而不環周，故十二經亦不能拘之。其受邪氣，畜則腫熱，砭射之也。」

這些被記錄下來的內容，多數是結果的描述，讓後世理解奇經八脈是為了調節十二經脈氣血而產生的系統，但若思索源頭，卻又缺乏脈絡可循，我在書寫腎經期間，也常對此陷於苦思。

在此章節將嘗試從生命源頭「胚胎」來開場，跟大家談談奇經八脈。

從結構角度來看，人體胚胎的發育過程有幾個特色：

1. 由簡而繁，由中間向兩側發展。

2. 各組織器官發展時間先後不同，先軀幹後四肢。

3. 隨著組織器官的生長，胚胎由 2D 平面結構擴增為 3D 立體結構。

人體的經脈系統具有保護、穩固、連結和運送營養物質等功能，是生命體生長發育的重要結構。經脈系統依據出現的時間和任務，分為早期經脈系統及中晚期經脈系統。

早期經脈系統：因應胚胎早期發育，身體會配合生長需要而「提前部署」，提早做準備，就像父母會在孩子出生前預先備妥嬰兒所需用品，也像是開發新市鎮時會先鋪建橋樑、道路，如此才能運送建築用的物資，開始規劃城市建設。早期經脈系統為後續的組織器官發展先行鋪橋造路，並發揮保護、連結和運送等功能。這個系統就是奇經八脈。

中晚期經脈系統：胚胎的臟腑組織器官及四肢逐漸發育，為了生長成熟的需要，身體會發展出一套經脈系統，連結臟腑和四肢，並依據各個組織進行分工分類，以便運送營養物質。這個系統就是十二經脈系統。

奇經八脈在人體的發展歷程

　　腎經總論篇提到，生命發展有階段性，早期先「腎藏精」，再透過「腎間動氣」，促進人體生長「主骨生髓」。早期發展出來的奇經八脈在此歷程中扮演非常吃重的角色，倘若奇經發育不良或運作不利，胚胎無法成長，甚至還會死亡。

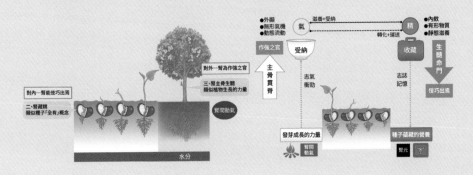

　　奇經八脈的誕生和發展具有時間及空間的特質，以下將分三階段來說明：

第一階段：奇經的任脈、督脈登場

　　腎間動氣宛如種子的發芽點，預設生命即將開展，功能需要增加，譬如輸送養份等，就預先建立新的連線來承擔這些工作。

從時間來看，這是原始受精卵階段，雖是單細胞結構，卻包含了來自父親和母親的 DNA，提供個體全部遺傳信息及未來生長訊息，我稱之為「全有」特質。從空間來看，此時細胞很微小，是只有前面與後面分別的 2D 結構。於此階段，身體發展出能連結前面與後面結構的系統。以陰陽來分，前面屬陰，背面屬陽，分佈於前面屬陰的連結系統稱為「任脈」，分佈於背面屬陽的連結系統稱為「督脈」，任督二脈最先登上人體舞台。

「任」、「督」二字，是古代醫家為了便於學習與臨床所需而命名，就像家長會幫孩子們取名字，以便辨識和呼喚。

「任」有承受、擔當之意，也通「妊」字，與懷孕有關，任脈是偏向女性特質的經脈；「督」則有指揮、管理之意，督脈是偏向男性特質的經脈。任脈循行於人體陰面的胸腹頭面部，督脈循行於人體陽面的頭面腰背部。這兩條經脈循行路線都很直，幾乎沒有彎曲，而且只環繞軀幹及頭部成為一個圓圈，右頁任脈督脈概念圖的紅線代表任脈，藍線代表督脈。

為何推論任督二脈最早出現？可從以下五點切入：

1. 循行：此時身體結構還很簡單，可能就是一個圓形且表面平坦的結構而已。任脈與督脈循行於軀幹和頭部，並沒有到四肢，故推論此二脈出現時，四肢還沒有發育。

2. 中線：任督二脈分佈在人體中間部位，胚胎也是從中間向兩側分化生長，越靠近中線，出現的時機越早。

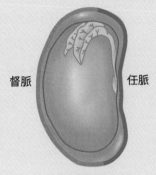

督脈　　　　任脈

任脈督脈概念圖

3. 穴位：分佈呈直線，也很有規律。十二經脈系統的穴位分佈，常為了配合特定結構而轉彎。就像開新路或造鐵道，若在未經開發區域，沒有住家及建築物的阻礙，就可以直接開路或者截彎取直，是一樣的道理。

4. 屬性：在後續生命歷程中，任督脈具有非常崇高的地位，任脈總管所有陰脈為「陰脈之海」，督脈總管所有陽脈為「陽脈之海」。如明代李時珍在《奇經八脈考》說：「督脈起於會陰，循背而行於身之後，為陽脈之總督，故曰陽脈之海。任脈起於會陰，循腹而行於身之前，為陰脈之承任，故曰

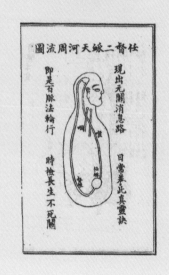

陰脈之海。」兩脈總管所有的陰脈與陽脈，為未來身體分化為更明顯的陰陽特質做準備，可見任督二脈是最早出現的經脈系統。

我曾與好朋友分享這個觀念，聰明的朋友一聽就懂，接著說：

「這就像一家公司剛創立時，業務簡單，員工不多，校長要兼敲鐘。」確實如此。在企業中，最高階領導者通常都是創業者，隨著業務蓬勃發展，才聘僱員工承擔事務性工作。任督二脈所具有的「總管」特質是為「創業者」所獨有。

5. 練功家：自古以來練家子都非常注重任督二脈，譬如練「小周天」，簡單說就是將內氣沿著任督二脈循環一周。一位從事音療工作的朋友，提到創立音波治療的老師雖是西方人，早年也是中醫師，他們在音療過程很注重調節奇經八脈，尤其是任督二脈，我好奇詢問她的老師對於任督的看法為何？她說：「老師跟我們說練任督可以回到生命初始時代！」跟我的想法不謀而合，只是很驚訝，怎麼外國人也能有此見解！

第二階段：奇經的衝脈、帶脈登場

生命體在陰陽具備之後，腎間動氣推動生長，五臟六腑也準備開始發育，宛如種子準備發芽，中醫認為生命伊始具有如春天植物萌發的生命力。

此時由於臟腑發育與功能尚未完備，十二經脈系統也還在初期架構中，任督二脈雖能統合陰陽，但是協助機體生發力量不足，因此須再發展出兩條厲害的奇經八脈。從時間來看，此為受精卵

初始分化階段，受精卵經過分裂變成細胞團，脊椎接著開始發育。從空間來看，胚胎會開始長大長胖，此時則由 2D 結構變成立體的 3D 結構。

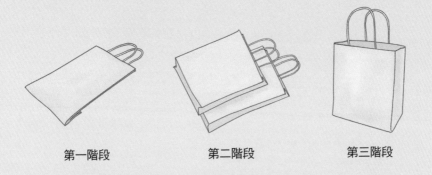

第一階段　　　　　　　第二階段　　　　　　　第三階段

　　若以紙袋來說明最為清楚。第一階段就像沒有打開的紙袋，只有前後的平面結構，第二階段以後就像展開的紙袋，有前中後三面的立體結構。

　　胚胎變成 3D 結構之後，胚胎內的臟腑及重要組織器官就有成長的空間，同時身體在背面出現長軸，脊索及神經管等相關系統逐漸形成。此時身體也因應出現新的連結方式和系統：

　　1. 督脈貫穿脊椎：由於身體長軸位於背面，分佈於此的督脈就順勢貫穿脊椎，也做為後續身體生長伸展的支撐與固定結構。

　　任督二脈分佈在前後兩面，無法涵蓋到增胖的中間部位，此時人體發展出衝脈與帶脈來補位。

2. 衝脈及帶脈出現： 3D 結構會出現立體空腔以便容納器官組織，就像打開的紙袋裡面可以容納物品。

參考右圖李時珍《奇經八脈考》的經絡圖，可以清楚看出衝脈與帶脈的分佈。「衝為經脈之海，又曰血海，其脈與任脈皆起於少

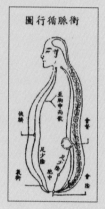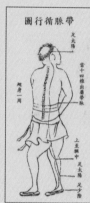

《奇經八脈考》的衝脈與帶脈循行圖

腹之內胞中。其浮而外者，起於氣衝。」如果您已經看了《卷三・脾經》，會覺得衝脈循行很眼熟，沒錯！衝脈分佈在體腔內層，類似脾經經筋的簍子結構。

衝脈特色

「衝脈」顧名思義是氣機善於上衝的經脈。在此階段，臟腑與十二經脈系統才剛開始要成長。它的主要任務是提供健全的環境與向上的氣機，協助臟腑經絡順利生發成長。衝脈有三個特色：

1. 起點： 任脈、督脈與衝脈都起於胞中，出於下方的會陰部。胞中與會陰都指下腹部鄰近生殖系統的部位，胞中是體內空腔組織的區域概念，會陰位於前後二陰交會處，是胞中下緣的出口，

兩者稍有差異，因此也有三脈起於會陰的說法。督脈行於背，任脈行於腹，衝脈則直上，故稱為「一源三歧」，就像紙袋的底部也是前面、後面及側面的共同起點，此三脈共同起於會陰部具有重要意義。（後文詳述）

2. 循行：衝脈由會陰部分出向前與向後兩條經脈，這兩條路線剛好補足任督二脈分佈不及之處。

3. 分佈：衝脈是為了補充立體結構而設，分佈在人體體腔的內層。再以紙袋來說明，衝脈就是紙袋的裡面，也就是全部的內層。紙袋外層的前面為任脈，後面為督脈，側面就是帶脈了。

衝脈與任脈、督脈都起於胞中，同出會陰，稱為「一源三歧」。之後督脈主要循行於腰背正中線，任脈主要循行於胸腹正中線，衝脈循行在胸腹腔裡面。衝脈與任脈是婦科的重要經脈，《內經》說：「天癸至，任脈通，太衝脈盛，月事以時下，故有子。」《奇經八脈考》說：「衝脈為諸脈之衝要，故曰十二經脈之海。」衝脈還稱「血海」，因此歷代醫家以疏通保健衝任二脈為婦科要訣。

帶脈特色

「帶脈」是圍繞身體一周的經脈，也是唯一橫向的經脈系統，《難經》：「帶脈者，起於季脅，回身一周。」

但是已經有了衝脈幫助氣機上行，為何還需要帶脈呢？

因為帶脈可以橫向約束經脈，同時也約束住身體，《奇經八脈考》：「帶脈則橫圍於腰，狀如束帶，所以總約諸脈者也。」就像在腰部紮皮帶可以收束褲子不會下滑，在腰部束護腰可以穩住腰部不會鬆垮，帶脈正是以這類功能幫助固護任督衝三條直行的經脈。

至此，任督衝帶四條奇經八脈循行路線都是直行或橫行，沒有彎曲也沒有分佈循行到四肢，可見四肢在此階段發育還不完備。

帶脈也有三個特色：

1. 起點：《內經》腎經經別「上至腎，當十四椎，出屬帶脈」，《奇經八脈考》說「起於季脅足厥陰之章門穴」。帶脈屬於早期經脈系統，脊椎開始發育，但脅肋尚未發育，因此個人推論起於十四椎，如此才具有固攝功能。

2. 循行：是所有經脈系統之中，唯一橫行環繞身體者，《難經》說「橫圍於腰，狀如束帶。」

3. 分佈：帶脈是唯一橫向分佈者，宛如身體的束帶，具有固定收攝軀體以及其他經脈的功能。在胚胎早期體型較小，任督衝帶足以涵蓋所有部位，所以帶脈分佈在胚胎外面，以圓形銜接任脈與督脈。隨著胚胎成長，體腔擴增，帶脈以橫向方式分佈於體表，衝脈以直向方式分佈於體腔內層，兩經合力，共同維持身體

結構的穩固和推動臟腑經脈的功能。

任、督、帶三脈分佈在身體外層的前面、後面及側面，衝脈則分佈在身體內層，此階段身體一切安排就緒，組織器官就可以準備開始發育。但細心的讀者有沒有發現，任、督、衝、帶四脈都分佈在軀幹，為什麼沒有延伸到四肢？

確實如此，這表示任、督、衝、帶四脈出現的時候，四肢還沒有發育，就此推論此四脈是最早期的系統，甚至比臟腑和經脈系統更早出現。

衝脈與帶脈的重要功能

總結上述：

第一階段：只有2D結構，出現任脈督脈，循行在陰面和陽面。

第二階段：已有3D結構，發展出可以連結整個身體的衝帶二脈。由於胚胎體型小，衝脈分佈在內部，全面涵蓋體腔內層，帶脈分佈在外部，全面涵蓋體腔外層，都是圓形分佈，中間夾著任督二脈，因此衝帶兩脈都連結人體陰陽。衝脈被稱為「十二經之海」，所形成的簍子結構也是未來五臟六腑成長的搖籃，所以《內經》又稱：「夫衝脈者，五藏六府之海也，五藏六府皆稟焉。」

衝脈與帶脈的出現，標誌著已經備好「搖籃」，身體即將展

開成長計畫。

　　胚胎早期階段的任督衝帶四脈型態，試以雞蛋來說明。蛋黃類似胚胎組織，衝脈類似包圍在蛋黃周圍的蛋白，任脈與督脈類似蛋殼內層的殼膜，帶脈類似蛋殼外層。

　　當胚胎開始分化出臟腑組織時，衝脈位於體腔內層，可以容納五臟六腑。臟腑是實質器官，安置在體內，還必須對抗地心引力，所以帶脈分佈於體腔外層，以橫向結構協助衝脈固定臟腑，具備這樣的「搖籃」才能讓身體安穩生長。隨著身體增長，衝脈會向腹部擴增，提供更寬廣的空間。此時的衝脈正是脾經經筋簍子結構的前身。隨著骨骼的成長，身體有了保護結

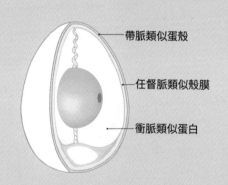

胚胎早期階段的任督衝帶四脈概念

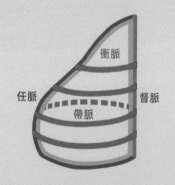

任衝督帶四脈分布圖

任脈為紅線，督脈為藍線，衝脈為橘黃色
分佈於體腔內層，帶脈為紫色分佈於體表。

構，帶脈只要守住無骨骼分佈的腰腹部即可。

此外，衝脈與帶脈都是連結陰面與陽面的結構，也代表胚胎即將進入陰陽並存、陰陽平衡的階段。

第三階段：奇經的維脈、蹻脈登場

從時間來看，此為臟腑組織器官開始陸陸續續生長的階段，四肢也出現了。從空間來看，胚胎由中間向兩側發育，原本只有前後之別，現在開始有左右之分，不再是圓形狀態，隨著臟腑組織器官增多，加上頭部以及四肢，身體結構變得複雜，身形拉開長大，體腔內的組織器官與四肢之間的距離也逐漸增大。

因應這種情況，身體發展出可以連結軀幹和四肢的經脈，是為陰維脈、陽維脈、陰蹻脈和陽蹻脈，左右共八脈。

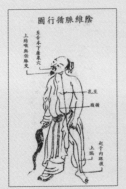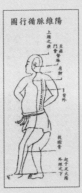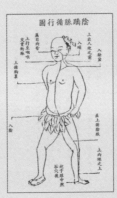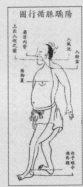

陰陽維蹻四脈的出現，標誌人體已經發育出臟腑與四肢，十二經脈也在同一時間逐漸生成，但維蹻脈仍稍早於十二經脈。

為何如此推論？我們可從維蹻脈的特色來看：

1. 陰陽：維蹻脈無論在命名和循行部位，都有明顯的陰陽之別。此時的陰陽不僅是一個概念，而且是實質的結構。

2. 起點：都起於下肢，陰維脈起於小腿內側，陽維脈起於外踝，陰陽蹻脈起於足跟。

3. 循行：維蹻脈不像任督衝帶有自己的路線，此四經既沒有自己的路線，而且常在不同的十二經脈路線間遊走。

4. 分佈：維蹻脈為左右雙側對稱分配，陰維脈及陰蹻脈分佈於下肢內側、胸腹部及面部；陽維脈及陽蹻脈分佈於下肢外側、上肢、肩背及頭部。四條經脈循行路線都很長很廣，多數都超過十二經脈的足六經循行範圍。

5. 功能：陰陽維脈透過交會任督二脈來調節臟腑功能，陰陽蹻脈調節肢體活動。

目前最早的中醫典籍馬王堆醫書中的《足臂十一脈灸經》和《陰陽十一脈灸經》，記載經脈的雛形都有連結臟腑與四肢，馬王堆醫書之後的《黃帝內經》是中醫聖經，已經有完整的十二經

絡系統。馬王堆醫書及《內經》記錄經脈系統由簡而繁的發展歷程，這種現象可能與中醫師的認知能力有關，另一方面，是否也與身體經脈由簡而繁的發展有關呢？

　　從《黃帝內經》之後，經脈都以十二經為核心，奇經八脈常被視為後來才產生的備用及調節系統。原因在於奇經八脈除了任督二脈有自己的穴位之外，其他六脈沒有專屬的穴位，而是使用十二經脈穴位。或許是奇經的六脈向十二經脈借用穴位，這種情況感覺矮人一截，所以才被視為後來出現的系統吧。其實不然！

　　十二經脈系統連結內在臟腑與外在肢節，維蹻脈僅具有十二經脈系統臟腑以外的循行路線，即肢節路線，且還跨經絡分佈，循行範圍更廣。推測如此分佈的原因，胚胎時期臟腑還在發育，軀幹四肢還很細小，十二經脈系統也正要發芽，維蹻脈作為協助十二經脈連結肢節的先驅部隊，先做簡單的分工，如循行路線方面，維脈起於腳踝，蹻脈起於足跟，陰脈行於陰面，陽脈行於陽面，同時也逐漸出現穴位。隨著胚胎的持續分化，身體各部位的成長速度與面積不同，原先的路線會被身體撐開，這些被撐開的路線也會隨著身體的弧線同步分佈而出現彎曲的現象。

　　當十二經脈完備且詳細分工後，早已存在的維蹻脈就會呈現跨十二經絡現象，因此說奇經八脈是發展較晚的備用系統，這可是倒果為因的誤解。我們來試著還原過程：

維蹻脈是先來者，本來就有自己的路線及穴位。十二經脈是後來者，唯有等臟腑和肢節發展到成熟階段，有足夠的臟腑數目和身體面積時，十二經脈才可能架構完成，當它們將身體劃分為不同路線及穴位時，也將維蹻脈的循行和穴位一併納入。

　　從十二經脈的角度來看，維蹻脈呈現出跨經絡及借用穴位現象，但從維蹻脈角度來看，十二經脈可是反客為主！

　　維蹻脈未入臟腑，但可透過任督二脈調節臟腑氣血及肢體活動功能，相較於十二經脈，功能上畢竟還是較為簡約，可見維蹻脈發展稍微早於十二經脈系統，而且是十二經脈系統肢節路線的先驅，為其延伸到四肢預作準備。

奇經八脈循行及病候

由於本書以腎經為主軸，加上篇幅限制，僅簡要介紹奇經八脈循行等相關內容。以下皆為身體發育完成後的完整經脈循行。

一、任脈：主要循行在人體正面

《內經》：「任脈者，起於中極之下，以上毛際，循腹裡，上關元，至咽喉，上頤，循面入目。」

《難經》：「任脈者，起於中極之下，以上至毛際，循腹裡，上關元，至咽喉。」

《內經》另有一條納入督脈系統的路線，後世醫家普遍認為應屬於任脈，列於以下供參考：「其少腹直上者，貫臍中央，上貫心，入喉，上頤，環脣，上繫兩目之下中央。」

《奇經八脈考》：「任為陰脈之海，其脈起於中極之下，少腹之內，會陰之分（在兩陰之間）。上行而外出，循曲骨，上毛際，至中極，同足厥陰、太陰、少陰並行腹裡，循關元……環脣上，至下齦交。」

綜合上述，任脈起於本脈臍下4寸中極穴下方的胞中會陰部，進入體腔，循著下腹腔裡層，向上到關元穴，再一路向上，貫心，

上到咽喉，再向上至面頰，
最後進入眼睛。

任脈穴位

　　共 24 穴，都是專屬於
任脈的穴位，只有單穴，
沒有雙穴。起於會陰部（外
生殖器與肛門之間）的會
陰穴，向上分佈於胸腹部
中線，直到下巴的承漿穴。

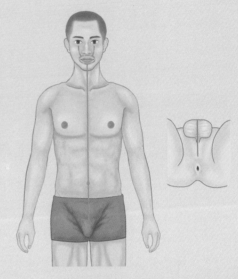

任脈循行圖

任脈病候

　　《內經》：「任脈為病，男子內結七疝，女子帶下，瘕聚。」
由於任脈循行在下腹部，病候也是以下腹部氣血阻滯的生殖系統
疾病為主。

交會穴：肺經列缺穴

　　金元時期醫家竇漢卿在其著作《針經指南》，提出奇經八脈
與十二經脈在遠端有經氣交會的穴位，並將這些穴位組合稱為「八
脈交會穴」。任脈交會肺經的列缺穴，肺經是十二經脈之首，也

是記載生命源頭的經脈，任脈與其交會具有生命之始的共通特質。

　　十二經脈也與任脈有實質交會穴，如足三陰經共同交會於任脈的中極穴和關元穴，這個特質不僅讓任脈成為名符其實的「陰脈之海」，也讓關元穴成為練功及保健要穴。

二、督脈：主要循行在人體背面

　　督脈循行依據《內經》記載，有多條路線，分列說明如下：

　　1.起始處：「起於少腹，以下骨中央，女子入繫廷孔，其孔，溺孔之端也。」與任脈一樣也是起於胞中會陰處。

　　2.後行支：「循陰器，合篡間，繞篡後，別繞臀，至少陰與巨陽中絡者合。」從會陰處向後繞過臀部，與腎經及膀胱經相合，以下路線正是兩條經脈的路線。

　　「少陰上股內後廉，貫脊屬腎；與太陽起於目內眥，上額，交巔上，入絡腦，還出別下項，循肩髆，內俠脊，抵腰中，入循膂，絡腎。其男子循莖下至篡，與女子等。」這條路線有兩個重點：一是督脈聯繫腎臟，可見督脈對於腎臟的重視程度，二是督脈在胚胎後期將其經脈分配給腎經及膀胱經。（此概念請參閱後文）

　　3.前行支：「其少腹直上者，貫臍中央，上貫心，入喉，上頤，環脣，上繫兩目之下中央。」這條路線與任脈相似，後世醫

家普遍認為應屬任脈，此處就不討論。

《難經》中描述：「督脈者，起於下極之俞，並於脊裡，上至風府，入屬於腦。」內容精簡，大致與《內經》後行支循行相同。

督脈穴位

共 28 穴，也是專屬於督脈的穴位，只有單穴，沒有雙穴。起於長強穴（肛門與尾骨端連線的中點），繞過臀部，向上分佈於背部中線的脊椎，經過頭面部，最後抵達齦交穴（唇繫帶與上齒齦連接處）。

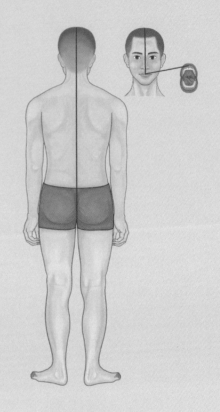

督脈循行圖

督脈病候

《內經》：「督脈為病，脊強反折。」《難經》：「督之為病，脊強而厥。」由於督脈循行在背部脊椎，病候也是以脊椎張力異常，導致身體反折為主。

交會穴：小腸經後溪穴

八脈交會穴有兩個規律：

1. 陰脈交會陰經，陽脈交會陽經。

2. 任、督、維脈的交會穴都位於十二經的手經，衝、帶、蹻脈的交會穴都位於足經。其中任、督、維脈與臟腑功能有關，手經可以視為心肺功能的延伸，這剛好解釋了從循行位置來看，督脈與足太陽膀胱經應該最契合，卻選擇同為太陽經的小腸經交會的原因，在於符合交會於手經的概念。至於蹻脈與肢體功能有關，故交會在足經，衝、帶脈的交會穴與其功能直接相關。

三、衝脈：主要循行在體腔內層

依據《內經》記載，衝脈也有多條循行路線，分列說明如下：

1. 起始處：關於衝脈的起始處，不同的醫書篇章有不同的描述。「衝脈者，十二經脈之海也。與少陰之大絡起於腎下，出於氣街」「衝脈、任脈皆起於胞中」「衝脈起於關元」。

依據胚胎概念，衝脈與任督二脈同起於胞中會陰處。至於起於腎下或關元等說法，都是發生在胚胎發育完成之後的情況，尤其與《難經》所說的「臍下腎間動氣」有關，「諸十二經脈者，皆繫於生氣之原。所謂生氣之原者，謂十二經之根本也，謂腎

間動氣也。此五臟六腑之本，十二經之根。」腎間動氣為五臟六腑及十二經脈之根本，衝脈是五臟六腑及十二經脈之海，腎間動氣與衝脈之間有特殊關聯。

2. 後行支：「衝脈、任脈皆起於胞中，上循背裡，為經絡之海。」

《內經》在討論百病始生的過程中，曾提到「伏衝之脈」，指出當邪氣留滯在六經不去，接下來就會傳入十二經脈之海的衝脈，伏藏在「伏衝之脈」，此脈係指衝脈的後行支。推測因為此分支位於背部，是身體較為深藏處，故命名為「伏衝之脈」。

3. 前行支：「其浮而外者，循腹上行，會於咽喉，別而絡唇口。」

相對於伏衝之脈的深藏路線，前行支分佈在較為表淺的位置，從胞中循著腹部向上行，會於咽喉，最後絡於唇口。

在胚胎後期，前行支已經成為衝脈的主脈，即《內經》所說：「衝脈者，起於氣街，并少陰之經，夾臍上行，至胸中而散也。」唯有此路線有穴位分佈。合參前文，前行支在胸腹部並少陰之經直到胸中，再自行上至咽喉與唇口，唇口這段頭面路線已經超過腎經範圍。

4. 頭面支：「夫衝脈者……其上者，出於頏顙，滲諸陽，灌諸精。」

頏顙是鼻咽交接處，此分支更上一層樓，銜接前行支的唇口，從鼻咽部而出，佈於頭面，將珍貴的陽氣與陰精灌注到各個清竅組織，濡養官竅以維持正常生理功能。

衝脈為五臟六腑之海，營養物質充沛，故有「血海」之稱。人類演化到現代社會，頭面部已經成為維持生活與工作最重要的部位，同時也是最耗能的組織，感謝超級富裕且熱情的衝脈，千里迢迢特地向上輸送陽氣陰精等營養物質。

5. 下肢支：「其下者，注少陰之大絡，出於氣街，循陰股內廉，入膕中，伏行骭骨內，下至內踝之後屬而別。其下者，並於少陰之經，滲三陰。其前者，伏行出跗屬，下循跗，入大指間，滲諸絡而溫肌肉。」

「出於氣街，循陰股內廉，邪入膕中，循脛骨內廉，並少陰之經，下入內踝之後，入足下。其別者，邪入踝，出屬跗上，入大指之間，注諸絡，以溫足脛。」

上面兩段敘述內容大致相同，說明下肢支脈併入腎經，歷經足踝、足跗、足下，入於大趾之間。

依據衝脈後來將簍子結構交棒給脾經，且衝脈交會脾經的公孫穴，此處的大趾之間應指循行於大趾外側的脾經。衝脈在頭面支輸送養份，也將營養物質從大趾之間滲灌給諸絡脈，溫肌肉及足脛。由此可以看出，下肢支應該是後期才發展出來的路線，方

能與腎經、脾經交會。

　　綜合而論，衝脈起
於胞中會陰部，主要經
脈有兩條：一是後行支
「伏衝之脈」分佈於背
部，二是前行支分佈於
胸腹部，腹部還有穴位。
這兩條支脈成為腎經經
脈分佈於體腔前後路線，
以及脾經經筋在胸腹部
簍子結構的前身。

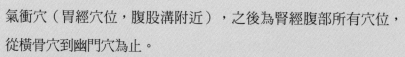

衝脈循行圖

衝脈穴位

　　左右共 24 穴。起於
氣衝穴（胃經穴位，腹股溝附近），之後為腎經腹部所有穴位，
從橫骨穴到幽門穴為止。

　　《難經》：「衝脈者，起於氣衝，並足陽明之經，挾臍上行，
至胸中而散。」現在的衝脈前行支循行在腎經路線上，但在身型
較小的階段，由於衝脈氣血充盈，脈形頗寬，極有可能同時涵蓋

腎經與胃經，故《內經》與《難經》的說法可能是身體不同發育階段的觀察記錄，可以合參，或可參閱《卷三・脾經》所分享之公孫穴美麗的錯誤。（p162）

《內經》：「衝脈者，起於氣街，并少陰之經，夾臍上行，至胸中而散也。」看似衝脈借用腎經穴位，其實不然，這些穴位原屬於衝脈，隨著胚胎成長，衝脈將之交棒給腎經。

特別的是，衝脈至胸中而散，為何沒有繼續使用腎經胸部的穴位？個人推測，衝脈到胸口呈現散形分佈，與後來的脾經經筋「結於肋，散於胸中」型態類似，所以衝脈在胸部進入較深的體腔位置，因此表層沒有穴位，腎經胸部穴位可能是腎經後來自行延伸發展的。

衝脈病候

《內經》：「衝脈為病，逆氣、裡急。」

《難經》：「衝之為病，逆氣而裡急。」

衝脈，顧名思義是具有很強的衝勁，其脈從會陰部向上行，既要提供簍子般的結構以容納臟腑，又要統領所有臟腑與經脈氣血輸送至全身，甚至還與腎間動氣合作，輸送原氣，這一系列的工作都需要強大的衝力，衝脈雖是箇中好手，然而過猶不及，若是衝過頭了，就會出現氣機上逆，體內拘急的現象。

交會穴：脾經公孫穴

衝脈為十二經脈之海，氣血充盈，其與生殖功能相關者特別稱為「太衝脈」，與肝經有密切聯繫。《內經》論述生理周期時，指出女性「二七而天癸至，任脈通，太衝脈盛，月事以時下，故有子。」女性14歲開始發育，此時任脈開通加上太衝脈氣血旺盛，有了充足的氣血，月經方能按時而來，且有孕育能力。

任脈交會於肺經列缺穴，肺經是首發經脈，代表生命之始。衝脈下肢支經過脾經大趾處，並由此滲灌氣血給諸絡以溫肌肉。衝脈交會於脾經公孫穴，脾臟五行屬土，土能孕育萬物，最具母性特質。任衝二脈交會肺、脾二經，隱含有孕育初始生命之深意。而公孫穴穴名中包含有孫子才有阿公的概念，也點出衝脈在孕育下一代，繁衍生命的重要性。

四、帶脈：環繞身體一圈

帶脈循行是唯一橫向分佈的經脈，《難經》說：「帶脈者，起於季脅，回身一週。」宛如束帶，可以約束及固定所有臟腑和縱行的經脈，所以稱為「帶脈」。《卷三》介紹過人體十二經脈如筷子，帶脈就像將這些筷子綁好固定的橡皮筋。

《內經》在介紹肢體痿廢無力的痿病時，指出「陽明、衝脈

皆屬於帶脈，而絡於督脈。」脾胃主管肌肉與四肢，衝脈有簍子般的結構將肢體向上撐住。為了讓軀幹與四肢強健有力，人體設計出「初階」與「進階」兩段式的穩定結構：

初階一連於督脈：為了加強帶脈固攝力量，帶脈向後絡於督脈，以便連結在堅強有力的脊椎上。重點在強化骨骼組織的力量。

進階一透過帶脈：陽明胃經和衝脈隸屬帶脈管轄，主要藉由帶脈連結脊椎的支撐力，協助穩固四肢肌肉和身體結構。重點在強化肌肉組織的力量。

透過這兩階段力量，肢體就能強健有力。反之，若胃經虛弱四肢無力或帶脈固攝能力失常，很容易出現《內經》所說：「陽明虛則宗筋縱；帶脈不引，故足痿不用」這種下肢痿弱難行走的情況。由此可驗證帶脈的功能。

有關帶脈起始處，《內經》與《難經》也有不同記載。

《內經》：「足少陰之正……上至腎，當十四椎，出屬帶脈。」腎經經別在十四椎淺出體表，「剛好」與帶脈銜接。

《難經》：「帶脈者，起於季脅。」

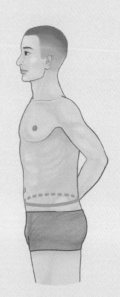

帶脈循行圖

《奇經八脈考》進一步說明：「起於季脅足厥陰之章門穴。」

之前介紹過，帶脈屬於早期經脈系統，因此個人較認同帶脈起於十四椎。尤其帶脈要發揮固攝功能，必須先行附著於堅強穩固的結構，相較之下，脊椎的力量當然遠勝於肋骨。

帶脈穴位

左右共 6 穴或 8 穴。包括膽經位於脅肋的帶脈穴，和位於髂骨內側的五樞穴和維道穴。依據《奇經八脈考》的說法「起於季脅足厥陰之章門穴」，部分醫家也將章門穴列入交會穴，所以穴位才有 6 穴及 8 穴之別。

個人認為，帶脈身為人體的大皮帶，需要有固定點才能施力，這些固定點當然以骨性結構為佳。帶脈在後側附著於脊椎十四椎，前側附著於髂骨，側面還需要有骨性結構。帶脈穴位於脅腹側肌肉上，支撐力不足，無法固定。肝經位於十一肋下方的章門穴，位於骨邊，還兼為脾臟募穴，所以應納入交會穴。

帶脈病候

《內經》：「陽明虛則宗筋縱，帶脈不引，故足痿不用。」

《難經》：「帶之為病，腹滿，腰溶溶若坐水中。」指出帶脈約束力量失常的情況，就像原本體型胖胖的人使用皮帶修飾身

形，若將皮帶取下，整個腰部及腹部就會出現臃腫、鬆垮、下垂的情況。（參閱經別篇）

交會穴：膽經足臨泣穴

帶脈的特質可分兩方面來說：一是協助脾經經筋簍子的升清功能，所以交會章門穴是合理的；二是繞過身體側面環身一周，與足少陽膽經循行類似，所以交會於膽經相得益彰。

五、陰陽維蹻四脈：任督二脈的執行助手

由於維蹻脈是較晚出現的系統，《內經》與《難經》記載都很簡略，結合穴位及病候較能一窺全貌。

維蹻脈共有四條，分別為陰維脈、陽維脈、陰蹻脈、陽蹻脈，屬於經脈發展第三階段，臟腑組織器官開始生長，四肢也出現。依據胚胎由簡而繁，由軀幹到四肢的發展規律，維蹻脈的起始處應該是在軀幹，隨著四肢的生長，經脈和穴位也跟著肢節向遠端延展分佈。另一方面，最早出現的任督二脈分別主一身之陰陽，任督二脈身為經脈最高指導長官，只要管理大方向，不必事事躬親，執行工作就交由下屬去完成，維蹻脈也因應此需求而生。

我們先來認識維脈系統與蹻脈系統：

● **維脈系統**：《難經》：「陽維維於陽，陰維維於陰。」

從功能上來看，陰陽維脈是任督二脈的下屬，維繫人體的陰血與陽氣，並協調各臟腑組織的陰陽平衡。所以陽維脈會維繫各陽經歸於督脈，陰維脈則維繫各陰經歸於任脈。

《難經》：「陽維陰維者，維絡於身，溢蓄，不能環流灌溢諸經者也。」

這是很有深度的說法。陰陽維脈雖然也維絡全身，但是重點在於執行任督二脈交辦的工作，將氣血輸送到特定部位，並處理該部位氣血溢出或蓄積的事務，毋須將氣血輸送到全身，因為此時十二經脈已在發育，氣血環流之事交由十二經脈辦理即可。

《難經》：「陰陽不能自相維，則悵然失志，溶溶不能自收持。」由於陰陽維脈相互維繫，維持平衡，如果失去平衡則易出現身心病變。

● **蹻脈系統**：蹻脈的「蹻」字為將腳抬高之意，可見蹻脈與肢體活動有關。

《難經》：「陽蹻脈者，起於跟中，循外踝上行，入風池。」「陰蹻脈者，亦起於跟中，循內踝上行至咽喉，交貫衝脈。」

從功能上來看，蹻脈也是任督二脈的下屬，特別與肢體活動有關，除了維繫人體陰陽兩側活動的平衡之外，也管理眼睛的開闔。循行路線的特色，陰蹻脈以腎經及膀胱經為主，陽蹻脈以六

陽經為主。

　　由於陰陽蹻脈相互維繫抗衡，若一方失衡也會牽動另一方出現張力問題，如《難經》：「陰蹻為病，陽緩而陰急。陽蹻為病，陰緩而陽急。」

　　整體而言，陰陽維脈在頭面部只到咽喉及頸椎，以維繫任督二脈為主；陰陽蹻脈合入目內眥並入於腦部，連結腎經與膀胱經。

　　陰維脈起於諸陰交的關元穴，循行重點在於胸腹部以維繫足三陰經與任脈；陽維脈起於諸陽交的啞門穴及風府穴，重點在於頭部以維繫於足陽經與督脈，足陽經尤以膽經關係最密切。陰陽蹻脈循行重點在下肢、上肢及頭面部，尤其是足跟與眼睛，還入於腦部，與腎經和膀胱經關係密切。

　　以下介紹陰陽維蹻脈的循行、病候，與交會穴：

1. 陰維脈

　　《內經》：「刺飛陽之脈，在內踝上五寸，少陰之前，與陰維之會。」

　　《難經》：「陰維起於諸陰交也。」

　　有關陰維脈的起始處，《內經》的說法，後世醫家解釋內踝上 5 寸的腎經築賓穴，但若參酌《難經》的說法，明顯有矛盾。

我們在臨床討論奇經時，對於陰陽維脈起於諸陰交與諸陽交的確切位置一直難有定論，直到後來把思考點拉回胚胎時期，難解問題便有了契機。陰陽維脈起於「諸陰交」與「諸陽交」，也是隨著胚胎成長，所以「諸陰交」應該起自腹部。現在從穴位來帶大家探討其中細節。

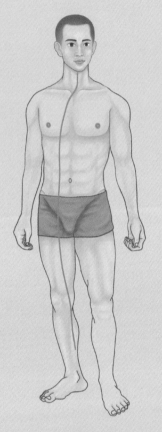

陰維脈循行圖

穴位

左右共 14 穴，包括：

● **下肢**：起於腎經的築賓穴（小腿內側），之後下肢沒有其他穴位。

● **腹部**：脾經的衝門穴、府舍穴、大橫穴、腹哀穴。（沒有腹結穴）

● **胸部**：肝經的期門穴。

● **咽喉部**：任脈的天突穴、終於舌根的廉泉穴。因為天突穴與廉泉穴為單穴，所以總共 14 穴。

陰維脈採用足三陰經及任脈的穴位，而下腹部的「關元穴」是足三陰經與任脈的交會穴，回到胚胎期來思考，陰維脈起於「諸

陰交」是否指關元穴？也唯有起於此穴，方能維繫一身之陰脈歸
於任脈。然後由此穴向下向上延伸至下肢及咽喉。

病候

《難經》說：「陰維為病，苦心痛。」

陰維脈為任脈下屬，執行任脈交辦的任務。任脈為陰脈之海，
陰維脈則主一身之陰血，任脈上貫心，心臟主血主脈，陰維為病
會影響心臟功能而出現心痛之證。

交會穴：心包經內關穴

心包經主血之所生病，身體似乎為了呼應陰維為病苦心痛的
現象而交會於心包經的內關穴，本穴擅長開胸理氣，當然可以改
善「苦心痛」的狀況。

內關穴是心包經的絡穴，聯絡相表裡的三焦經。有趣的是，
陽維脈交會於三焦經的外關穴，也是三焦經的絡穴，聯絡相表裡
的心包經。

內關穴與外關穴，位於手臂陰面與陽面的正相對位置，由於
任督二脈在會陰部有實質交會以協調陰陽，身為其部屬的陰陽維
脈當然也要比照辦理，可惜它們沒能直接交會，便聰明的選擇交
會在相對位置最近的內關穴與外關穴，且其經脈之氣可搭心包經

與三焦經的便車，讓陰血陽氣得以相互維繫而協調陰陽。

　　總論介紹過，心、腎兩臟非常重要，除了既有的表裡經協助功能，另外賦予心臟有心包，腎臟有三焦。由此來看，陰陽維脈與心、腎兩臟也有特定關聯。

2. 陽維脈

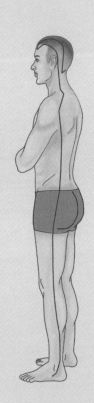

　　《內經》：「刺陽維之脈，脈與太陽合腨下間，去地一尺所。」

　　《難經》：「陽維起於諸陽會也。」

　　探討陽維脈的起始處，也跟陰維脈遇到的問題一樣。後世醫家依據《內經》說法，認為陽維脈起於足少陽膽經位於小腿外側的陽交穴，但參酌《難經》說法，還是有待商榷，其道理跟陰維脈一致。

穴位

　　有不同的版本，本書選擇比較通用的說法，左右共 26 穴。

　　● 下肢：起於膀胱經的金門穴（外踝前方），膽經的陽交穴。

陽維脈循行圖

● **上肢**：小腸經的臑俞穴，三焦經的天髎穴，膽經的肩井穴。

● **頭部**：膽經的本神穴、陽白穴、頭臨泣穴、目窗穴、正營穴、腦空穴、風池穴，督脈的風府穴及啞門穴。因為風府穴及啞門穴為單穴，所以總共 26 穴。

督脈雖然也起於會陰部，但會陰部性質屬於陰，不適合做「諸陽交」。回歸胚胎思考，督脈循行於背部的脊椎及腦部，在頭頸部尚未「伸長拉開」之前，後頭與頸椎是非常貼近的。中醫認為頭部為諸陽之會，大椎穴也是諸陽之會，都是陽氣聚合之處。以此來看，位於後頭與頸椎交會處的風府穴及啞門穴應該就是「諸陽交」的位置。陽維脈唯有起於此處，方能維繫一身之陽脈歸於督脈。

另一方面，以上下來區分人體的陰陽，上部屬陽，下部屬陰，陰維脈起於下腹部的關元穴，陽維脈起於頭項部的風府穴及啞門穴，完全符合陰陽的邏輯。

病候

《難經》：「陽維為病，苦寒熱。」

陽維脈為督脈下屬，執行督脈交辦的任務。督脈為陽脈之海，陽維脈則主一身之陽氣，陽氣有溫煦身體的功效。當氣機出現異常時，就會出現寒熱不調的現象。

交會穴：三焦經外關穴

三焦經的外關穴也是絡穴，聯絡相表裡的心包經。手少陽三焦經主氣之所生病，與足少陽膽經是手足同名經，本脈在頭部交會穴以膽經為多。人體以背部為表，胸腹為裡，太陽偏主人體之表，陽明偏主人體之裡，少陽位於太陽與陽明之間，《內經》說「少陽主樞」，具有轉輸的性質，所以主管半表半裡的情況。

《傷寒論》少陽病的主要方劑「小柴胡湯」有四大應用指徵，其中之一為「往來寒熱」，當病邪居於人體半表半裡的地方會導致身體氣機轉輸異常，而出現時寒時熱，寒熱不協調的情形。陽維脈採用的穴位多屬於膽經，當然具有膽經主半表半裡的特質。

在早期階段，陰陽維脈起於諸陰交與諸陽交，後期延伸至四肢。腎主先天，膀胱經為腎經的表裡經，也是腎經的護衛，從穴位分佈順序來說，陰維脈起於腎經築賓穴，陽維脈起於膀胱經金門穴。雖然完整的陰陽維脈都起於下肢，但穴位很少，多數仍分佈在軀幹及頭面部，可見下肢發育較軀幹頭面為晚。陰陽維脈的這些特質都隱含胚胎早期發育過程的痕跡。

3.陰蹻脈

《內經》：「（陰）蹻脈者，少陰之別，起於然骨之後，上

內踝之上，直上循陰股，入陰，上循胸裡，入缺盆，上出人迎之前，入頄，屬目內眥，合於太陽、陽蹻而上行。」

《難經》：「陰蹻脈者，亦起於跟中，循內踝上行，至咽喉，交貫衝脈。」

綜合兩本醫書所述，陰蹻脈起於足跟，循內踝上行到胸裡、咽喉，這條路線與腎經類似。比較特別的部分在於後段循行：

● 在咽喉部位交貫衝脈到對側。

● 上達面部，在目內眥（睛明穴）與足太陽膀胱經、陽蹻脈相合，再上行入腦。

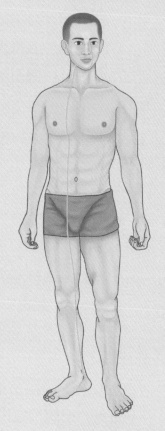

陰蹻脈循行圖

● 蹻脈與眼睛的密切關係，在《內經》中特別提及：「足太陽有通項入於腦者，正屬目本，名曰眼系。…在項中兩筋間，入腦乃別陰蹻、陽蹻，陰陽相交，陽入陰，陰出陽，交於目內眥。」此處說明蹻脈另有一條與眼睛相關的經脈，從後頭部而來。足太陽經脈循行於項部兩筋之間，入於腦部

之後，分出陰蹻脈與陽蹻脈，陰陽相交，左右交叉，交會於目內眥。

陰蹻脈與眼睛的關係，藉由來自腎經的正面路線與膀胱經的背面路線，從目內眥及後頭部雙管齊下進入腦部，並產生交叉現象，類似眼球內的視交叉。

穴位

左右共 6 穴或 8 穴，包括：

● **下肢**：起於腎經的照海穴（內踝下方，足跟附近）、交信穴。部分醫家納入然谷穴。

● **頭部**：膀胱經的睛明穴。

由此可看出陰蹻脈的循行重點在於足跟與眼睛。

病候

陰陽蹻脈時時處於類似蹺蹺板的平衡狀態，一方失衡，另一方也跟著出現問題。所以移到陽蹻脈處討論。

交會穴：腎經照海穴

腎經的照海穴又稱「陰蹻穴」，由此可見它與陰蹻脈的關係。照海穴位於內踝尖下方，跟骨前方。「蹻」為舉足活動，當我們用腳打拍子時，就會牽動照海穴及外側的申脈穴。

陰蹻脈交會照海穴，陰蹻脈提供肢體活動的巨大力量，讓腎經經脈之氣從腳底加上照海穴的催速，向上衝至脊椎。此外，照海穴也是治療咽喉病要穴，「照海」穴名還有照亮視覺的意涵，所以能治療眼睛及睡眠疾病，這都拜陰蹻脈所賜。

4.陽蹻脈

《內經》對陽蹻脈的敘述比陰蹻脈少，僅有「足太陽有通項入於腦者，正屬目本，名曰眼系。…在項中兩筋間，入腦乃別陰蹻、陽蹻，陰陽相交，陽入陰，陰出陽，交於目內眥。」

《難經》：「陽蹻脈者，起於跟中，循外踝上行，入風池。」

綜合兩本醫書所述，陽蹻脈起於足跟，循外踝上行，入於後頭的風池穴。內容也很簡約，需要參考穴位探討。

穴位

左右共 24 穴。

● **下肢**：起於膀胱經的申脈穴（外踝下方，

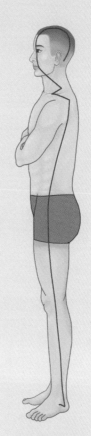

陽蹻脈循行圖

足跟附近）、僕參穴、跗陽穴，膽經的居髎穴。

● **上肢**：小腸經的臑俞穴，大腸經的肩髃穴、巨骨穴。

● **頭部**：胃經的地倉穴、巨髎穴、承泣穴，膀胱經的睛明穴，膽經的風池穴（另一說法為風府穴）。

陽蹻脈除了連結足跟與眼睛之外，其肢體路線包含足三陽經及手三陽經，可見陽蹻脈還具有陽經動態活動的功能。

病候

陰陽蹻脈的病候分為兩大類：

● **眼睛開闔與睡眠和視覺**：《內經》說：「氣并相還則為濡目，氣不榮則目不合。」「陽氣盛則瞋目，陰氣盛則瞑目。」陰蹻脈與陽蹻脈合入目內眥，因此與眼睛能否正常開闔有關，還可以延伸與睡眠品質的關係。「入腦乃別陰蹻、陽蹻，陰陽相交。」則類似視交叉，與視覺有關。

● **肢體活動**：《難經》：「陰蹻為病，陽緩而陰急；陽蹻為病，陰緩而陽急。」「蹻」就是舉足，活動重點部位在足跟及足踝，所以陰蹻陽蹻脈都發自這兩個部位。陰蹻脈以腎經和膀胱經為主，陽蹻脈以手足六陽經為主，兩脈都與膀胱經有關連，膀胱經主「筋」之所生病，提供肢體活動的結構基礎。

陰陽蹻脈也像拔河比賽的兩方，最佳狀態是維持平衡，一旦

一方張力出問題，另一方也跟著受累。如陰蹻脈失常，陰盛則身體陽側弛緩而陰側拘急；陽蹻脈失常，陽盛則身體陰側弛緩而陽側拘急。這種情況常出現在中風患者身上，一般患者也會有類似的情況，只是程度較輕，譬如車禍外傷後單側肢體癱軟活動不利，另一側肢體就會出現代償機制，一旦過度使用則有緊硬的現象。

交會穴：膀胱經申脈穴

膀胱經的申脈穴又稱「陽蹻穴」，由此可見其與陽蹻脈的關係。申脈穴位於外踝尖下方，跟骨前方，正對照海穴的位置，舉足時就會牽動本穴和照海穴。

陰陽維蹻脈循行重點匯整

為了讓讀者清楚理解陰陽維蹻脈的循行，茲將《難經》、《奇經八脈考》的論述加以歸納，匯整如下頁表格。

其中維脈主一身之表裡，從其病候苦寒熱與苦心痛來看，其實偏於臟腑疾病；蹻脈與肢體活動有關，可使關節矯健。因此，陰陽維脈及陰陽蹻脈能夠裏助十二經脈與臟腑、四肢之間的聯繫與滋養。維脈及蹻脈循行從軀幹延伸到四肢，這是與前述四條奇經（任、督、衝、帶）的主要不同點，也標誌著人體的全然成熟。

《難經》中有關陰陽維蹻脈循行與病候：

	循行		病候	
陽維脈	維絡於身 溢畜不能環流 灌溉諸經	陽維起於諸陽會	陰陽不能自相維 則悵然失志 溶溶不能自收持	苦寒熱
陰維脈		陰維起於諸陰交		苦心痛
陽蹻脈	起於跟中，循外踝上行，入風池		陰緩而陽急	
陰蹻脈	起於跟中，循內踝上行，至咽喉，交貫衝脈		陽緩而陰急	

《奇經八脈考》中有關陰陽維蹻脈循行與病候：

	循行	功能	特色
陽維脈	起於諸陽之會（足太陽金門穴） 由外踝而上行於衛分	為一身之綱維	陽維主一身之表 陰維主一身之裡 以乾坤言也
陰維脈	起於諸陰之交（足少陰築賓穴） 由內踝而上行於營分		
陽蹻脈	起於跟中 循外踝上行於身之左右	使機關之蹻捷	陽蹻主一身左右之陽 陰蹻主一身左右之陰 以東西言也
陰蹻脈	起於跟中 循內踝上行於身之左右		

有關八脈交會穴，古有歌賦相傳

公孫<u>衝脈</u>胃心胸，內關<u>陰維</u>下總同；臨泣膽經連<u>帶脈</u>，<u>陽維</u>目銳外關逢；後溪<u>督脈</u>內眥頸，申脈<u>陽蹻</u>絡亦通；列缺<u>任脈</u>行肺系，<u>陰蹻</u>照海膈喉嚨。

八脈兩兩相配，其循行皆有相通之處，如衝脈與陰維脈都循行於胸腹部，與腎經和脾經關係密切，公孫穴與內關穴合用，非常善於疏通胃心胸的氣機，此部位正是衝脈與陰維脈，腎經與脾經所共同經過的區域。（限於篇幅不再詳述）

六、奇經八脈是十二經脈系統的前驅

綜合前述奇經八脈的內容，有幾項特色：

1. 循行特色：

● **路線的變與不變：**任督二脈循行於人體中線，其路線一直維持不變。其他六脈則隨著胚胎的發育，臟腑經絡的成長，循行路線也因應調整。

● **起始處：**任督衝三脈皆起於胞中會陰部，帶脈起於督脈十四椎處，陰陽維脈起於任脈與督脈的重點區域，都是早期發育的部

位。唯有陰陽蹻脈起於足跟，可能與下肢較晚出現，肢體活動能力較慢發展有關。

● **重要分佈區：**穴位代表經脈之氣集中處，越重要的部位，循行所過的經脈越多，穴位也越密集。所以可從經脈及穴位分佈解析該經脈的重點區域，如維蹻脈在軀幹頭面的穴位比下肢多，可見其重點在於軀幹頭面部。

任督二脈的穴位有其特殊性，不列入討論。其餘六脈的穴位分佈都以軀幹和頭面為主，可見人體早期發展的部位也是奇經八脈的重點位置。

2. 穴位特色：

任督二脈常與十二經並列為「十四經」，十四經很像穴位俱樂部，必須要有屬於自己的穴位才能加入，另六條奇經由於沒有自己的穴位，無法列入此俱樂部。

前文介紹過，在胚胎早期階段，六條奇經曾有自己的穴位，隨著胚胎生長，臟腑與經絡開始細密分工，六條奇經的階段性任務告一段落，就將自己的穴位交棒給十二經脈去使用。

依據上述推論，可以得出一個重要結論：**奇經八脈是十二經脈系統的前驅。**

也許讀者會問，有沒有可能十二經脈的發展比任督二脈早？

多數生物發展都是「由簡而繁」，即使是當代的機關組織也存在這種現象。十二經脈系統的記載亦有類似情況，《黃帝內經》對於經脈的記載非常完整，也會連結臟腑和四肢，但在比《內經》更早的醫書馬王堆漢墓十四種醫書中，與經脈循行病候有關的《足臂十一脈灸經》和《陰陽十一脈灸經》，其經脈路線很簡單，許多經脈也沒連接臟腑。由此推想，發現及整理經絡系統的過程是由簡而繁，但是否也暗示早期人體的經絡系統發展還沒完備，所以文字記載才會比較簡單？這部分仍有待研究。

經脈系統無論在馬王堆醫書或《內經》的記載，都有分工，且加上陰陽與手足之別。腎為全有的器官，腎所藏的陰陽為生命的總綱，然後再細分為氣血津液和各組織器官。而任督二脈本來是為了環繞受精卵的陰陽結構而生，以維持陰陽的平衡。隨著身體成長，組織分化，十二經脈逐漸完備，任督二脈總理陰脈與陽脈的能力可能跟著完備，但不代表任督二脈是為了調節十二經脈氣血而生。就如前述一般公司大都由創辦人開始運轉，等到業務擴大之後再增聘員工，分設各部門運作，創辦人仍居高位統籌管理公司重要業務。任督二脈就是創辦人的角色。反之，如果公司初始時群龍無首，各自為政，期望等到公司營運發展具規模後，再聘專人管理，這通常是家族企業的想法，實際營運不太可行，很容易倒閉。

奇經八脈全程參與腎間動氣推動身體組織器官及十二經脈的成長發育

腎間動氣是生命、呼吸、臟腑和經脈四大要素的根本，也推動著四大要素的成長與發育，腎間動氣也是生氣之原，貫穿生命所有歷程，從生命之始直到生命結束，奇經八脈都全程參與，協助腎間動氣完成生命任務。

在受精卵階段，此時為 2D 結構，腎間動氣位於腎元之內，任督二脈環繞受精卵，為腎間動氣的啟動預作準備。隨著腎間動氣啟動，推動受精卵分化及生長，胚胎變成立體 3D 結構，腎間動氣跟著移到肚臍下方，位於胞中的「關元命門區」。此區不僅連結任脈與督脈，還將衝脈與帶脈也納入其中。腎間動氣為五臟六腑及十二經脈之根本，衝脈是五臟六腑及十二經脈之海，加上其與脾經、腎經的密切關係，協助腎間動氣的原氣在臟腑經絡敷佈。橫向的帶脈所形成的圓圈型態協助原氣別使的三焦經以螺旋方式輸送原氣至身體各個角落。

奇經八脈出現在生命發展的各個階段，從單純的陰陽概念到氣機升提的需求，最後到身體發展完備。

在第一及第二階段，任督衝帶四脈「超前部署」，為下一階

段生命發展需求預作準備，第三階段陰陽維蹻脈稍早於十二經脈，成為「學長」，協助十二經脈建構臟腑與四肢的聯繫與運送氣血，以維持正常生理功能。

　　由於奇經八脈出現在不同的生命階段，其功能和位階也各有不同。任脈與督脈總理全身的經脈，位階最高，平時只要發號施令即可，分派維脈去執行聯通臟腑任務，蹻脈執行聯通四肢任務，維蹻脈是為第二級。帶脈與衝脈功能比較特殊，雖歸任督管轄，可視為特使，不做排序。

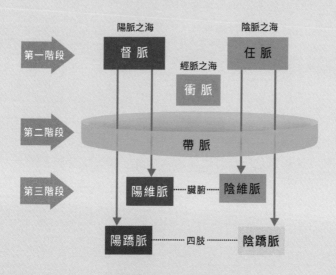

奇經八脈三階段發展圖

對稱生物的「三胚層」演化系統，與任督衝三脈組成的共同概念極為類似

任、督、衝、帶四條奇經八脈循行路線都是直行或橫行，沒有彎曲，也沒有分佈到四肢，可見四肢在此階段還未發育或發育不完備，為人體早期發育階段。當人體發育逐漸成熟，十二經脈隨之而生，奇經八脈也陸續將任務轉型或交接給十二經脈。其中腎經、脾經更是承擔了任、督、衝脈的重要任務。

我在研究十二經絡的經筋系統時，曾經對於脾經、腎經、膀胱經這三條經絡的經筋系統緊緊相依又各司其職感到好奇，笑稱它們是「三明治結構」，不斷思索其關聯意義。

有一天查閱生物構造相關資料時，看到對稱發展的生物（較高等之生物），其胚胎發育具有「三胚層」特性，分別是內胚層、中胚層、外胚層。才恍然大悟，這實在太令人興奮了！

因為人體在胚胎階段，十二經脈尚未出現，任、督、衝三脈共同形成的結構與生物學發現的三胚層非常相似。涵括了：

● 督脈循行區域類似外胚層，外胚層構成大部分的體表皮膚和神經系統。

● 衝脈與督脈之間的區域類似中胚層，中胚層組成皮膚與消化道之間的組織，如生殖與排泄系統、循環系統和運動系統，含骨髓、骨骼、橫紋肌等。

● 衝脈與任脈之間的區域類似內胚層，內胚層未來將形成身體的內部結構，如消化道、呼吸道、肝、胰及腺體等。

而我稱之為三明治結構的脾經經筋—腎經經筋—膀胱經筋，正好再次印證了這個推論的可能性，腎經、脾經，以及身為腎臟表裡經的足太陽膀胱經，為了守護人體、防衛外邪，而包覆於人體背部，同時保護了重要的腎經。這三條經筋系統從奇經八脈傳承延伸而來的功能和任務（詳見經筋篇），也與對稱生物的三胚層演化系統呼應。

生命演化系統從不會有斷鍊，或許有些關鍵奧秘以現有的知識還無法解密，但我仍堅信我們該謙卑地相信生命是生生不息綿延傳承，這些奧祕都一一記錄在人體這個小宇宙之中。

七、退居幕後的奇經八脈

　　生命何等珍貴，歷經 35 ～ 40 億年演化，適者生存而來的身體絕對設想周到。因此在討論本議題之前，再度確認一個原則：人體有「超前部署」機制，尤其在胚胎發育期間，成長速度很快，必須及早做好周全準備，才能讓整個發育過程順利。

　　任、督、衝、帶脈出現時，胚胎還屬於原始狀態，臟腑及四肢還沒開展，而負責連結臟腑與肢節的十二經脈系統，此時也還沒必要出現，所以任、督、衝、帶脈就單純圍繞著胚胎分佈。隨著生命的進程，臟腑及四肢逐漸發育，人體提前備妥與內臟機能有關的陰陽維脈，與肢體活動有關的陰陽蹺脈，於此同時十二經脈系統也準備開始發展，只是稍微落後維蹺脈一步而已。

　　奇經是較早發展出來的系統，許多循行尚未詳細分工，待十二經脈逐漸成熟時，奇經就逐步退居幕後，將原有的「財產」轉交給十二經脈去運用，維持日常生活。當臟腑經脈出現重大問題，牽涉多臟腑多經絡，且無法自行解決時，奇經八脈才會出手，以綜合性的高度與廣度，跨越臟腑與經絡界線，做通盤改善。

　　這也正是許多練家子以奇經八脈為練功基礎的原因之一，奇經八脈雖然退居幕後，但其所有功能都安在，而且一直默默地幫

助身體維持平衡。加上奇經八脈是人體最初始的設定，跨越多條經絡分佈，分散風險，不會像十二經脈那麼容易被日常生活損傷。以現代 3C 系統來比擬，奇經八脈類似「原廠設定」，當身體出現雜亂失常的現象時，我們可以透過奇經八脈重新設定身體系統，這就是 RESET 的概念。這個概念也跟幹細胞一樣，讓身體與紛亂的系統告別，回復到原始且未特化的狀態，取得再生與分化的能力，以啟動新的身體。

八、奇經八脈交接給十二經脈系統

1. 任脈與督脈保有自己的路線

任督二脈位居身體中線，加上有自己的穴位，仍可保有自己的路線。十二經脈的腎經系統算是人體中軸系統，但比任督二脈晚到，所以在胸腹部只能夾行於任脈兩側，在背部則與

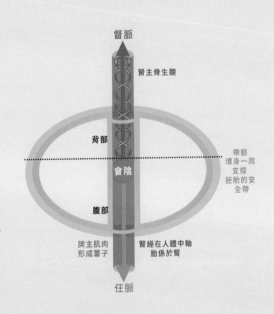

督脈

腎主骨生髓

背部

會陰

腹部

帶脈
環身一周
支撐
胚胎的安
全帶

脾主肌肉
形成裏子

腎經在人體中軸
胎係於腎

任脈

督脈一起擠進脊椎之內，並且以旋轉的方式，與督脈一起貫穿脊椎，抵達腦部。人體為腎經發展出強大的足太陽膀胱經系統，包覆在脊椎及背部外層，提供督脈與腎經周全的防護。

2. 衝脈主要交給腎經、脾經

循行於體腔內部的衝脈，將自己的系統主要交給腎經和脾經。

● 腹部的穴位讓給腎經，胸部區域也與腎經共享，讓貫穿背部脊椎的腎經也能連結前面的胸腹部，完成涵蓋人體前後結構的特殊任務。

● 體腔內層架構讓給脾經經筋，成為更完整的簍子結構，協助腎經一起保護位於體腔內的臟腑器官。近年醫學發現，胸部有胸膜組織，腹部有腸繫膜組織，都是協助固定及保護臟器的組織，與脾經經筋有類似之處。

除了脾腎兩經之外，肝經也參與衝脈的交棒任務。在演化過程中，肝臟與生殖腺曾經非常接近，這個過程還保留在肝經系統中，因此肝經四大系統特別重視陰器，其循行都圍繞在陰器。衝脈的太衝脈與肝經相關，後世婦科醫家在調理婦科症時也非常重視肝經。

3. 帶脈與腎經、脾經及膽經有密切關聯

帶脈是人體重要的橫向固定系統，為了完成使命，帶脈附著在骨性結構，唯有自己穩固，才有餘力協助其他組織。在胚胎早

期階段，最強的結構是脊索，所以帶脈根源於十四椎，由此朝向兩邊延展。十四椎為督脈的命門穴，與腎臟功能密切相關，當腎經成熟之後，帶脈就將所經過的命門穴及位於兩側的腎俞穴、志室穴交棒給腎臟使用。

帶脈向前環繞時，呈現出有寬度的皮帶型態，上方通過 11 肋邊緣肝經的章門穴（脾之募穴），下方通過髂骨內側膽經的五樞穴及維道穴，上方與下方之間的區域正好是沒有骨頭的部位，也就是說，帶脈不僅如《難經》所說：「橫圍於腰，狀如束帶，所以總約諸脈」，還如「護腰」般撐住沒有骨頭的腰脅部位。帶脈在此部位主要在加強人體側面的連結與穩固，這項任務與肝經及膽經有重疊之處，所以就將相關穴位交接給肝經和膽經。

4. 陰陽維蹻脈全部交棒給十二經脈

陰陽維蹻脈主要循行於肢節體表，如前所述，已將循行部位及穴位全數交棒給十二經脈去分配。

腎經
四大系統

一、腎足少陰之脈（經脈）

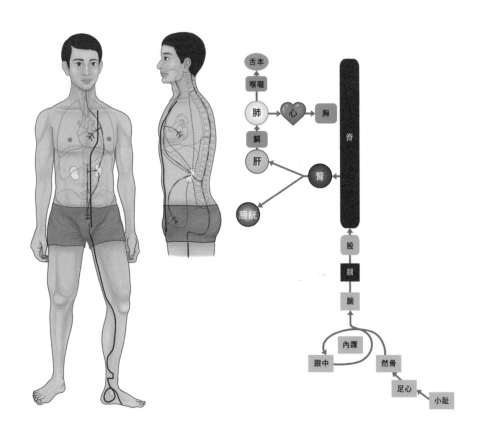

腎經經脈循行圖   腎經經脈捷運圖

足少陰腎經——循行特色

腎經經脈 《內經》原文	說明
9. 其支者，從肺出，絡心，注胸中	有條支脈，從肺出來，絡於心臟，最後注入胸中，與手厥陰心包經交接
8. 循喉嚨，挾舌本	向上沿著喉嚨，夾行在舌根旁
7. 入肺中	進入肺臟中
6. 其直者，從腎上貫肝、膈	直行支脈，在體腔內，從腎向上行，通過肝臟、橫膈
5. 屬腎，絡膀胱	屬於腎臟，絡於膀胱
4. 貫脊	進到腰背部，貫穿脊柱的椎管
3. 出膕內廉，上股內後廉	到膝關節內側，從膕窩處出來，沿大腿內側後線上行
2. 循內踝之後，別入跟中，以上腨內	沿著內踝前方上行，再繞到內踝後方，特別進入腳跟之中，從此朝向小腿內側上行
1. 起於小指之下，邪走足心，出於然骨之下	起始於足小趾下方，斜向足心，走向足弓的然骨（舟骨粗隆）下方

表格說明：
1. 編號代表經脈流動的方向和順序。
2. 粉色區塊代表循行在體腔內，白色區塊代表循行在四肢及頭面部位。

足少陰腎經經脈循行規律表		
足經	循行的方向	■ 足陰經：從下而上～從足→胸 □ 足陽經：從下而上～ 從頭→ 足
少陰經	分布的位置	□ 太陰經：下肢陰面的前線 □ 厥陰經：下肢陰面的中線 ■ 少陰經：下肢陰面的後線
腎經	連結的臟腑	■ 表裡：腎、膀胱 ■ 其他：肝、肺、心
起止點	經脈起止點	■ 足小趾→ 胸中

　　腎臟身為「先天之本」，肩負許多重要且神秘的任務，就像人體的密使，當然擁有不同於其他經脈的特權。

　　腎經系統身為腎臟三部曲最年輕的一代，不僅存有「腎元」和「腎間動氣」的原版，還包括臟腑經絡出現之後，延伸自「腎元」和「腎間動氣」的複製版。在生命早期，原版的腎間動氣為一整團氣機。當臟腑與經脈發育成熟，腎臟與腎經出現之後，腎間動氣居於臍下。此時的臍下區域宛如腎間動氣的豪宅，前門為任脈的「關元穴」，後門為督脈的「命門穴」。

　　關元穴為小腸募穴，心經為小腸經的表裡經，《卷四》介紹過，心臟另有一條「胞脈」，通過小腸，連結胞宮，應該也會經過關元穴，因此關元穴可視為心臟另一個募穴。腎間動氣的前門「關

元穴」連結任脈及心臟，後門「命門穴」連結督脈及腎臟。任、督二脈維繫一身之陰陽，心、腎二臟維繫一身的命脈，腎間動氣也藉此體現交會陰陽與維持生命的重要特質。

腎間動氣交棒給腎臟系統有兩種重要物質，使其成為腎間動氣的複製版：一為交給腎臟以推動腎臟功能的「腎氣」；二為交給右腎命門以推動全身臟腑及經絡功能的「原氣」。從全身功能來看，右腎是腎元和腎間動氣的重要繼承者，也唯有腎臟有此榮幸成為正式繼承者。

腎經是腎間動氣的正使，足心處藏有類似腎元的腎精（藏精），腎氣為腎間動氣分給腎經的專屬品，腎氣將腎精從足心湧出，經過然骨下方加熱蒸騰，再沿著內踝環繞一圈，類似水流漩渦加強力道，到了內踝下方再用力一踢，向上通過小腿、大腿，衝到脊椎的門戶長強穴，然後再度以漩渦方式貫穿整個脊椎。這條充滿直行與漩渦水流的循行路線，充分展現腎主水與旋轉有關的特質。

腎經經脈循行有三個獨特性：
1. 連結最多臟腑：共四臟一腑。
2. 唯一前後包夾人體：循行於人體後面及前面。

3. 跳脫少陰經循行規律：腎經屬於少陰經，理論上應該循行在人體陰面的後線。在下肢部分遵循這個規律，但到了軀幹之後，循行反而貼近中線，成為中軸，以便貫穿脊椎並連結臟腑。

本經循行路線可分為循行於下肢與軀幹的「外行路線」，包括路線 1~2 下肢部和路線 3~4 腰背部；循行於體腔的「內行路線」，包括路線 5~8 胸腹部（含舌本）。本經共有四個交會穴，包括：

- **脾經**：三陰交穴。
- **督脈**：長強穴。
- **任脈**：關元穴、中極穴。

四個交會穴都隸屬於功能強大的經絡系統，《論語》說「無友不如己者」，俗語說「龍交龍，鳳交鳳」，由此或可一窺腎經的厲害之處。

下肢部循行路線

本區循行分佈在下肢陰面後線，符合少陰經規律，主要部位為：足心→然骨→踝→跟→腨→膕→脊，而且還在內踝處特地轉了一圈，參考腎經經穴圖即能拼出全貌。

本經在小趾末端與膀胱經交接，腎經為陰經，循行在人體陰

面，所以起始於小趾下方，斜向走到足心，經過內側足弓的然骨，斜向上以內踝關節為中心環繞一圈。這一圈的循行路線很特別，詳述於下：

從然骨沿著內踝關節前上方，順著內踝前緣、上緣，轉向內踝後下方，特別進入足跟之中，再沿著內踝關節下緣，向前向上，通過前緣、上緣，完成繞踝任務。

再從內踝上緣繞到小腿內側後線，向上通過膝關節後方膕窩內側，循著大腿陰面後線上行「以上腨內」，通過膝關節後方的膕窩內側「出膕內廉」，再循著大腿內側後線上行「上股內後廉」，直到大腿的根部。

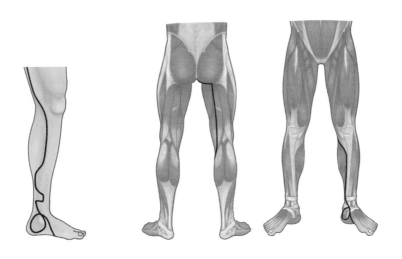

足弓的特性

足弓是俗稱「腳」或「腳丫子」的部位，就像手掌一樣，由許多大大小小的骨頭構成，在腳底部因為彎曲如弓或拱門，所以稱為「足弓」或「腳弓」。足弓的拱形結構除了撐起身體之外，在運動時還具有避震、推進及平衡的功能。

足弓依據所在部位分為三種：內側縱弓、外側縱弓和橫弓。

● 內側縱弓──從大趾根部到足跟：彈性最好，提供身體活動時的緩衝避震。

● 橫弓──從大趾根部到小趾根部：提供身體向前活動時的推進力。

● 外側縱弓──從小趾根部到足跟：結構較扎實，維持人體活動時的平衡。

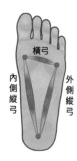
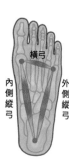

腎經循行通過內側縱弓和橫弓，膀胱經循行通過外側縱弓。

足弓的幅度影響身體的活動，扁平足就因足弓幅度太低，很容易讓骨骼偏斜，筋膜失衡，甚至拉扯骨盆造成歪斜或脊椎側彎等。

此外，足弓也跟人體其他部位一樣，會隨著年齡增長和使用過度而逐步塌陷變形，其避震、推進和平衡等功能也會變差，久而久之，還會引起膝關節（尤其是內側）、腰背和脊椎等相關病變，而這些都是腎經和膀胱經所經部位，尤其人體在下肢的施力點以內側為主，因此腎經就負有維持結構平衡穩固的重責大任。

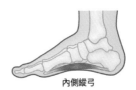

內側縱弓

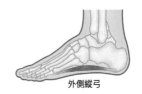

外側縱弓

腎經經脈下肢部的循行具有四個特點，分別說明如下：

1. 足心區及湧泉穴：保健要區

原版的腎元存放在腦髓、脊椎以及腎臟，足心藏有腎精，腎臟透過經脈輸送至此，準備由腎氣向上輸送。

膀胱經在小趾交棒給腎經，腎經從小趾下方循行到腳底的足心，此區有一個赫赫有名的穴位「湧泉穴」。湧泉穴是腎經的第一個穴位，也是人體位置最低的穴位。由於腎臟五行屬水，又掌管體內水液代謝，「湧泉」顧名思義是水從此處而出，即水的源

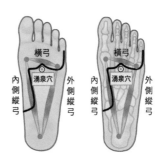

黑色線條為腎經經脈

頭之意。無論其所在位置或穴名，「湧泉」都名副其實。

人體結構是上下左右相互對應的，例如足掌就對應手掌，但手掌有手三陰經通過，掌心還各有一個穴位，而足掌被腎經一條經絡壟斷，足掌比手掌面積大很多，卻只有一個湧泉穴。這不是很奇怪嗎？要回答這個問題，須從足掌結構及腎的特質切入。

首先來了解足底結構。本經在足底循行都順著足趾下方的肌肉邊緣，而且很巧妙的連結三條足弓：起始於小趾下方經過外側縱弓，沿著橫弓到足心，再從足心轉到內側縱弓。橫弓連結足太陽經與足少陰經，是腎經從足外側轉向足內側的重要通路，可視為「足心陰陽界」。湧泉穴位於橫弓的凹陷處，此處也是足心肌肉最薄之處。

其次，脾臟五行屬土，腎臟五行屬水，從起始穴來看，脾經隱白穴在大趾，腎經湧泉穴在足心，腎主深層的水，當然會位於脾土之下，也符合大自然的道理。

接下來就要發揮推理與想像力。足底是人體最低部位，只有腎經一條經脈分佈，腎臟五行屬水，表示足底全部都是水，人體其他組織浮在這個水面上。水是會流動的物質，很容易四處流竄或流失，所以須將之固攝保存，然後慎選一個出入口，就像花盆會留出水孔的概念，以便於管理。足底宛如盛水的容器，高 IQ 的

腎會選具有特異功能且肌肉最薄的位置來開孔，以此推論，最佳位置當然是橫弓的中點處了，腎經就在此設置湧泉穴。

湧泉穴顧名思義是讓水湧出，其實本穴也是腎經氣機的出口與入口。依此看來，我們無論站立或跑步，都是站在水面上，就像從事衝浪般的水上活動。感謝腎主骨，開竅於耳，讓我們在日常活動之中仍能保持平衡。

另方面，從中醫的陰陽概念來看，湧泉穴代表水，水的屬性一般偏寒，經過適當加溫的水就能孕育生命，所以中醫有「頭要冷，腳要熱」的保健原則，腳部最重要部位是足心，許多老人家都知道冬天自我保暖要點，就是搓熱足心區，尤其是湧泉穴，湧泉熱了，水溫了，腎經開始流動，身體也暖和了。

在秋冬、春夏季節交替之際，許多病人抱怨說晚上腳容易抽筋，原來多數人都是光著腳丫睡覺，我們得費好大力氣說服病人睡覺時穿襪子，等到下次回診大多會開心地說：「穿上襪子後，果然腳不抽筋了！」（參閱保健篇）

以研究中醫與西醫異同點為主的《身體的語言》一書中，作者提出很值得參考的觀點：西醫比較是從動物的角度思考，會想要了解組織跟結構，所以重視解剖；中醫比較從植物的角度思考，認為內臟等相關組織和生命力等彼此之間的關係就與根莖、花葉一樣。植物有標本的概念，這也成為中醫很重要的「治標」或「治

本」原則,從另一個角度體現中醫重視「根本」的原理。俗語說:
「樹頭若是站得穩在,就不怕樹尾做風颱」,就樹木而言,樹頭(樹根)就是樹的根本;就身體而言,下肢是人體的根本,尤其人體最低部位的足底更是人體的根本,總論介紹過足底類似植物的種子,種子就是根本。腎經「起於小指之下,邪走足心」,整個足底只有腎經通過,「壟斷」足底所有資源,位在足心的湧泉穴更是根中之根,因此成為保健要穴。

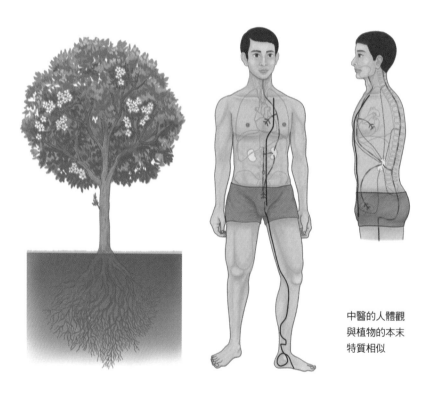

中醫的人體觀
與植物的本末
特質相似

在台東從事宣教服務的瑞士籍吳若石神父所發展出來的「足部反射健康法」，也是應用了「足部能反映五臟六腑及全身組織狀況」的全息概念，透過足部檢查來了解人體健康狀況，也在足部直接治療相關疾病。

而《接地氣：大地是最好的醫生，修復體內抗氧化系統，對抗自由基》書中也認為，自從人類穿上膠底鞋，住進樓房，人體就與自然電位脫鉤，變成了自由基的製造者。現代人 80% 的疾病來自發炎，元凶正是體內過多的自由基擾亂人體正常的電生化反應。「接地氣」（Earthing）是讓地表的微弱電流與人體（不限足部，身體任何部位皆可）的生理電流交會，讓人體恢復電平衡，回到最自然的帶電狀態進而回復健康。

在中醫理論看來，足底仍是接地氣的最佳部位，透過腎經與地氣交會，調節人體陰陽平衡，也呼應了腎經在足部循行，尤其足底湧泉穴之特殊性及重要性。

2. 足弓到內踝：腎經黃金圈

腎經「出於然骨之下，循內踝之後」，即從足心「湧泉穴」向上走，經過內側縱弓到然骨（舟狀骨粗隆）下方的「然谷穴」，向上續行，於內踝關節處，由前向後環繞一圈，於足跟處再轉折向上，沿著內踝前緣上行，到了內踝上方，轉向後上方，沿著跟

腱前方上行。我稱這一區為「黃金圈」。

本條路線兩度經過內踝前下方，從結構上來看，然谷穴到內踝前方這個區域非常狹窄，因此腎經會與脾經在商丘穴並行。參酌腎經經筋在此區「起於小指之下，入足心，並太陰之經，邪走內踝之下」，腎、脾兩條經筋於此並行，呼應腎、脾兩條經脈在此區並行。

不要小看腎經在內踝關節繞了小小一圈，其實藏有多個與腎臟功能密切相關的重要穴位，包括然谷穴（滎穴）、太溪穴（原穴）、大鍾穴（絡穴）、水泉穴

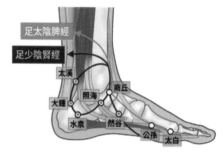

（郄穴）與照海穴（陰蹻脈交會穴）等，這些穴位名稱展現了腎臟特質，所以本區才成為「黃金圈」。這個圓圈有兩個重要功能：

1. 啟動腎氣向上衝：腎間動氣存藏在臍下包括骨盆腔及會陰部，形成一團圓鼓鼓的氣場。腎間動氣透過正使腎臟和別使三焦將原氣分發給各個臟腑經絡，在腎臟就稱為「腎氣」。

中醫常用湖、海、池、澤等字形容經脈的流動，每條經脈都會連結體內及體表，重要的部位就設有穴位，若將所有穴位串連

起來就成為經穴路線圖（不是經脈循行圖喔）。每條經脈在手足末梢的穴位都是經脈淺出體表的第一個關口，宛如伏流在深處的水要淺出底表時會先匯聚在水井，中醫說「所出為井」，所以這個穴位稱為「井穴」，湧泉穴為腎經的井穴，也是十二經井穴之中最名副其實者。

腎間動氣交棒給腎臟系統的重要物質，其一為推動腎臟功能的「腎氣」，這股腎氣從湧泉穴啟動，經過足弓加溫，再環繞內踝一圈繼續上衝。

2. 反映腎臟功能的高敏感區：本區因為是腎經的黃金圈，最能反映腎臟功能，例如腎屬水臟，若腎主管水液的功能失常，本區容易出現水腫或乾癟凹陷的情況：

● **水腫**：表示腎臟排水量不足，水份停留積聚在身體裡。許多腎臟病人積水嚴重，整個內踝就像浸泡在水裡一樣，腫到看不到骨頭，輕輕按壓就會出現明顯凹痕，久久難以恢復。但若整個小腿水腫就不完全是腎臟問題，有可能是脾臟或心臟疾病，須要多方診察。

● **乾癟凹陷**：表示腎臟藏水量不足，常見於體內水份長期不足的病人，如乾燥症或久病身體虛弱者。這個現象尤其容易出現在內踝後側與跟腱之間的太溪穴到水泉穴一帶，整個腳跟宛若缺水乾旱的田地，肌肉乾瘦，顏色暗沉，皮膚紋路增多。

腎經為何要在內踝環繞一圈？

足少陰經理論上不應走在內踝前側，因為那是屬於太陰經循行部位，少陰經本應循行在腳部陰面後線，即內踝後側，這條路線是直行也比較簡捷。

然而本經實質路線不僅路過太陰經部位，還多繞一圈，完全不符合人體經濟學效益。可見一定潛存著比經濟學更重要的任務，如啟動腎氣向上衝等。

再從木火土金水五行來看，水是最善於產生漩渦的。這條繞踝的黃金路線也與水的流動特質相呼應。

此外，個人推測還有三個可能性，包括：維持和穩固足部結構、透過加強與脾經的連結關係來協助腎經功能、啟動腎氣強化足部的彈跳力量。

● 可能性一：維持和穩固足部結構

內側縱弓和內踝是提供身體活動力量、緩衝撞擊和維持穩定很重要的結構。如前所述，這個部位還會向上影響膝關節、腰背及脊椎活動等，這些都是腎經所經部位，腎主骨生髓，強調「腳踏實地」，腎經在此環繞一圈就像繩索一般，將足弓、內踝和跟腱緊緊捆住，宛如一體成型，同進同退，以維持結構和功能正常。尤其當身體激烈活動時，如跑步，發力由足底向上沿著小腿及大

腿內側到腰背脊椎等，這些相連結部位都屬於腎經循行的區域，腎主骨，強而有力的腎經是維持運動的重點經絡之一。

謹慎的腎經在其他重要部位也採取環繞方式，如在腰部十四椎處出屬帶脈，環繞一圈，以保護腎臟以及腎與其他組織的連結線。（後文會詳述）

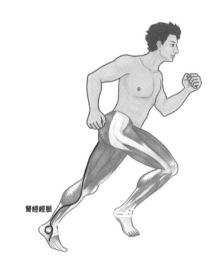

腎經經脈

● **可能性二：透過加強與脾經的連結關係來協助腎經功能**

從經絡循行來看，脾、腎兩經共享內側縱弓，脾經分佈在前端靠近足趾部位，腎經分佈在後端靠近足跟部位，宛如同乘一條船的好兄弟，加上腎經兩度經過脾經商丘穴，好關係不在話下。

從腎經功能需求來看，總論介紹過，腎主 IQ，是個聰明的傢伙，腎經從足底向上爬升，力爭上游，更貫穿硬梆梆的脊椎，自助還需人助，若有好朋友協力，不亦悅乎！這就是腎經加強與脾經關係的重要考量點之一。

脾腎的好關係有二：

強化營養補給： 脾為後天之本，能運化精微物質，腎所藏的先天之氣非常依賴後天養份的持續補充。

借力提升：脾主升清，加上強大無比的簍子型經筋系統，上提力量居十二經之冠。腎經起於人體最低部位，經氣向上輸送本就不易，加上還要「貫脊」通過脊椎椎管，是非常艱難的工程，因此腎要順暢的將經氣上送，除了靠自身努力之外，藉著脾經向上升提的力量拉拔一下，就可以四兩撥千斤，事半功倍了。

　　再從穴位分佈來看，腎、脾兩經在此區有三個重要穴位，分別是太白穴、公孫穴、然谷穴，這三個穴功能強大，臨床治療上還有加乘效果。

　　太白穴及公孫穴：脾經分佈在內側縱弓前端，原穴「太白穴」五行屬土，不僅土性堅強，還掌管升提經筋簍子結構施力點的大包穴。分佈在太白穴後方，與衝脈相通的「公孫穴」，憑藉衝脈這條具有衝勁的經絡，公孫穴當然也是衝勁十足的穴位。

　　然谷穴：腎經分佈在內側縱弓後端，腎主先天，同時存有腎陰與腎陽這兩個陰陽特質，是調節人體陰陽的重要力量。腎經滎穴「然谷穴」，五行屬火，是腎陽最足、活力與火力都最旺的穴位。

　　或可將奮力向上的腎經想成阿里山蒸汽小火車，腎經經氣從足底「湧泉穴」如泉水般湧出，經過添加柴火燃燒的然谷穴，將水液蒸騰氣化，轉化為動能，讓經氣準備向上衝，宛如蒸汽火車即將開動，加上脾經太白穴與公孫穴向上推動的助力，如虎添翼，腎經得以用輕快的步調通過內踝，抵達內踝後方的重要部位。

● 可能性三：啟動腎氣，環繞彈跳而出的力量比直行更大

記得小時候到河邊打水漂，看到哥哥姊姊手握石頭，手臂先轉個幾圈再順勢將石頭投擲出去。還有一些運動，也會透過旋轉手臂以加強力道，譬如壘球投手等。

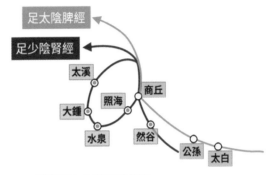

脾腎經在內踝部的循行

腎經從湧泉穴啟動腎氣向上衝，還得在腰背部貫穿脊椎，這一連串違反地心引力的活動，需要強大的特殊能力。上述運動方式也讓我們不禁思考：腎經在腳踝環繞一圈，也許就在加強向上投擲、通關過節的力道。

3. 足跟：足跟痛點

本經從內踝後方特別向下分佈到足跟處，其目的為何？

中醫認為人體是上下、左右、前後相對應的。腎主骨髓，腎經循行有三個與骨有關的重要部位，分別是居於人體最高處的腦部，因為腎主管骨髓，腦為髓海，中間貫穿脊椎，最後是位於最低處的跟骨。從對位概念來看，跟骨正好與腦部上下對應。有骨

氣的腎臟非常重視「頂天立地」，腦部＋脊椎＋跟骨，就完成了腎所要求的頂天立地目標。

現代人因為飲食作息壓力等因素，罹患足跟痛者日漸增加，最常見的發作原因是「足底筋膜炎」，典型症狀是晨起下床後、久坐或久站後，開始行走的前幾步足跟非常疼痛，足跟和地面接觸面的內側有一個明顯的壓痛點，活動一段時間之後，疼痛會漸漸減輕，病情通常反覆發作較難痊癒。

從中醫來看，足跟屬於腎經經脈所過部位，腎經經筋也結在足跟，清代《醫方集解》指出腎經專方「六味地黃丸」治足跟作痛，可見腎經與足跟的密切關係。然而，足跟痛許多時候是因為下肢及腰背位置異常，牽引足跟施力點也跟著異常，所以足跟痛有時是結果而不是原因，病因常在腰背下肢處，臨床上這類病人很多。

記得剛當醫師時，一位我教過的中醫學生年紀比我大，因為長年足跟痛前來就診，可惜當時經驗不足，療效不佳。幾週後學生還歉疚的跟我說：「老師！您是好人，我很喜歡來看您！可是我的足跟痛一直沒有改善，所以我應該不會再來看診了！」聽得醫師的玻璃心當場掉滿地。後來深入研究經絡，發現足跟痛經常是腰背足部結構一整個錯位所致，配合對位概念，如使用心經神門穴（參閱《卷四》），療效即可提升，此後面對足跟痛的病人再不會有心理陰影了。

位於跟骨的「水泉穴」

有關水泉穴的位置有兩個主要說法，一是在跟骨上緣，另一是在跟骨本體。個人比較傾向於第二種說法。為什麼呢？

腎經經脈「循內踝之後，別入跟中」，「循內踝之後」的穴位是太溪穴，「別入跟中」包括圍繞足跟附近的三個穴位，水泉穴位於大鍾穴與照海穴之間。

位於水泉穴之上的大鍾穴是絡穴，本經絡脈循行「當踝後繞跟，別走太陽」。大鍾穴的「鍾」意同「踵」，即足跟之意。大鍾穴的「跟」應指跟腱，繞過跟腱與外側的太陽經相合。所以，大鍾穴應位於足跟上緣，跟腱附著部內側前方的凹陷處，按下去極為痠脹。詳細位置在絡脈篇介紹。

照海穴位於內踝尖正下方的凹陷處。大鍾穴與照海穴之間的結構正是跟骨，居於兩穴之間的郄穴「水泉穴」理論上應在跟骨。前面說過，腎經「別入跟中」，特別將經氣向下潛藏於跟骨，跟骨本體的凹陷處，正適合氣血深集的水泉穴。而且腎主骨，將氣血深集在跟骨也算合理吧！另外，膀胱經與腎經下肢分佈在對應的陰陽面，許多穴位也是位於陰陽相對的位置，如腎經太溪穴對應膀胱經崑崙穴，腎經照海穴對應膀胱經申脈穴等，以此類推，跟骨外側面赤白肉際處有膀胱經的僕

參穴,跟骨內側面凹陷處也可能有腎經的水泉穴。

臨床上我們用此法選取水泉穴,按壓時也有明顯痠脹感,針刺時可透大鍾穴方向,我們稱為「大水組合」或「大水穴」,治療水液代謝相關疾病,療效顯著且快速。

從穴名解析腎經黃金圈特色

腎屬水臟,許多穴名都與水相關,本區尤多。參酌此區穴名與分佈特色,更能了解腎經這一圈的深意。

本經始於五行屬木的「湧泉穴」,樹木代表向上生長的力量,經氣從最低的位置如泉水般湧出,需要憑藉屬火的「然谷穴」滿滿陽氣與火力蒸騰上衝,加上脾經的護持給力,加速旋轉,宛如常見的加壓馬達,首度繞過內踝上方,到達內踝後方。然谷穴點火加速很像民間故事中的哪吒踩著風火輪。寫到這裡,腦海浮現一個既愛衝浪(湧泉穴)也愛玩風火輪(然谷穴)的哪吒畫面,充分展現了腎臟兼有水火兩種屬性的特質。

跟腱是人體中最粗壯有力的肌腱,位於內踝與跟腱之間,本經原穴,

五行屬土的「太溪穴」展現經脈如大溪流般增加，然後下行到足跟上方的絡穴「大鍾穴」，於此連結相表裡的膀胱經。從另一個角度來看，大鍾穴也是膀胱經氣灌注到腎經的入口，雙經經氣合併，經氣大增，因此大鍾穴名的「大」也隱含經氣大盛之意。

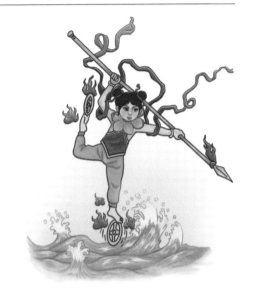

愛衝浪（湧泉穴）也愛玩風火輪（然谷穴）
的哪吒，展現腎臟兼有水火屬性

經脈繼續下行，抵達跟骨中央的郄穴「水泉穴」，郄穴為氣血深集之處，含蓄的腎經不願過度彰顯氣勢，腎主骨，特別將經氣向下潛藏於跟骨。對照湧泉穴是出水之處，水泉穴則是水藏之處，臨床上應用於調節腎臟所主的水液有明顯療效。

本經經氣從水泉穴向前上方輸送到足踝下方的「照海穴」。奇經八脈的陰蹻脈為足少陰之別脈，起於跟中，循內踝上行，交會於照海穴。照海穴因此兼具陰蹻脈的特色。

「蹻」代表身手矯健，活動力強，本穴與善於活動的陰蹻脈相通，宛如踢足球般的活動力，藉此將經脈之氣以更靈動的力量循著內踝向上投擲。

本經在內踝前方再度與脾經並行，然後斜上轉到小腿陰面後線。

腎經在這段環踝路線上密集分佈五個穴位，展現腎藏水火、腎主骨的特質，可稱為「腎

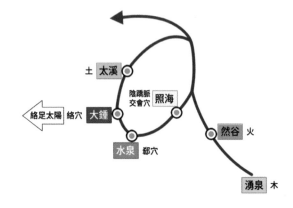

經水火圈」，並以其高 IQ 透過以上特殊結構、經氣轉化和穴名暗喻等，以圓圈旋轉的方式增強力量，將經氣從低處湧出，抵抗地心引力，一路向上衝，期能貫穿層層關卡的脊椎，完成重要使命。

此外，西方學者對於腎經這條特殊的圓圈循行路線也有探討。義大利的醫師 Dr .Stefano Marcelli 推測，可能與男性泌尿路徑和精液路徑共享陰莖尿道的最後一段有關。他們發現，精子路徑繪製成的形狀（陰莖要勃起），與腎經經脈在內踝這個「奇怪」的圓圈最為相似，很有參考價值。

4. 膕窩內側：膝關節退化的首發區

腎經從膝關節內側上行，沿著大腿陰面後線到大腿，並在大腿根部交會督脈的長強穴。如果將貫脊比喻成跳高或跳遠，那麼內踝是起跑點，小腿到大腿的循行路線就像助跑，持續加速，並在關鍵點彈跳而起，這個彈跳點可能是位於尾骨附近的長強穴，再向上貫穿脊椎。

「長強穴」是督脈的第一個穴位，位於尾骨端與肛門連線的中點，因為靠近尾骨，又稱為「尾閭穴」。本經經脈從大腿根部通過長強穴這個骨盆腔的門戶，然後進入脊椎，這也為「腎司二陰」管理人體前後二陰的功能，提供結構基礎。

《內經》提到人體有八個容易被邪氣侵襲的部位，稱為「八虛」，一旦邪氣住留會損傷筋絡骨節，導致關節不得屈伸，出現拘攣現象，其中「腎有邪，其氣留於兩膕」，由此可見，膕窩處與腎有關。

由於重力關係，人體施於下肢的力量在內側居多，這也導致膝關節退化早期多數出現在關節內側，尤其膕窩內側會見到明顯腫脹。膝關節內側有足三陰經脈通過，也各有一個穴位位於此處：脾經的陰陵泉穴、肝經的曲泉穴及腎經的陰谷穴，而腎經的陰谷穴附近筋膜是三穴中最為緊硬者。許多中風病人的患側肢體，以

及久站、長久負重的人，循著陰谷穴向上到坐骨之間的筋膜都是又緊又硬，影響腰背下肢活動甚巨。

臨床治療時，除了遠端取穴外，還可配合在這個部位予以適當的鬆解治療，若能加上調整腰背結構，膝關節的退化腫硬現象將可逐步改善。

本路線「以上腨內，出膕內廉，上股內後廉」，敘述較為精簡，參考腎經經穴圖，會發現此段路線有三個亮點，包括交會脾經三陰交穴、乳房區及古三陰交穴。

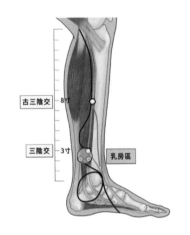

亮點 1. 交會脾經三陰交穴：本經從足跟再度繞過內踝前上方，向後走到跟腱前方，由於本經在太溪穴上 2 寸有兩個並排穴位：復溜穴和交信穴，加上交會脾經三陰交穴，所以經脈在這個區域會稍微曲折。先到跟腱前的復溜穴，再平行前移較為接近脾經的交信穴。為了回到腎經的主要軌道，本經從交信穴向後上方走，在 3 寸之處正好與脾經三陰交穴交會，最後沿著跟腱前方和腓腸肌內側，到達膝關節後側膕窩內側。

亮點 2. 位於三陰交與復溜之間的「脾腎乳房區」：「脾腎乳

房區」是個人從臨床觀察加上診治經驗而定位命名。

　　臨床上看到各類乳房疾患，譬如經前症候群的乳房脹痛，或是產後嚴重脹奶，甚至乳癌等等，常會在此區域出現相對應的異常結構。例如症狀屬於腫脹者，則此區會出現類似的腫脹現象；症狀屬於軟陷者，此區域也會出現軟陷現象。不過軟陷情況比較少見，而以腫脹現象居多。

　　透過經絡分析，此區特性與腎經交會脾經三陰交穴有關。脾經經脈以 W 形環繞乳房，腎經從內踝上 2 寸向後上方交會三陰交，且胸部「從肺出，絡心，注胸中」，心經經筋「伏乳裡，結於胸中」，加上腎經在胸部有六個穴位，顯現胸部也是腎經的重點區域。透過經絡連結，位在下肢的三陰交與復溜之間就成為乳房的反應區。

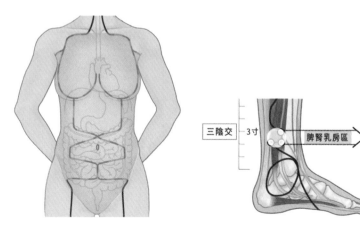

脾經經脈以 W 形環繞乳房　　　　　　下肢的脾腎乳房區

由於乳房是一個圓形立體結構，當出現病變時，此區不會是單點型態，而是忠實地呈現乳房的圓形結構，如圓形腫突或圓形軟陷等，本區既為乳房的直接反應區，用來診斷和治療乳房疾病，效果不錯。依據經絡的循行，臨床上我們還常配用心經的神門穴和少海穴，療效更佳。

亮點 3. 小腿部有三陰交穴和古三陰交穴：位於內踝上 3 寸的「三陰交穴」是臨床常用穴，尤其是婦科疾病要穴。一般認為此穴是三陰經共同交會穴，所以善於治療肝、脾、腎三臟疾病。

但有關三陰交的名稱和部位，古籍有不同的觀點，如：

● **三陰交：**在內踝上 8 寸（《黃帝明堂經》）。

● **足太陰交：**在內踝上 8 寸（《孫真人千金方》）。

● **三陰交：**在內踝上 3 寸（《針灸甲乙經》）。

現代醫家也有一些不同的見解。限於篇幅不再詳論。

綜而言之，歷代醫家都認為小腿內側有一個三陰經共同交會的穴位，只是所在位置到底是位於 3 寸或 8 寸有所疑義，我們可以經絡分佈來討論：

內踝上 3 寸的三陰交穴：依據經絡循行，脾經和腎經確實在此穴交會，肝經則有待商榷。

肝經在小腿部位有三穴：位於脛骨前肌內側凹陷處的中封穴，

以及位於脛骨面上的蠡溝穴和中都穴。肝經如果要交會三陰交，就須從中封穴橫過脛骨內側面，上到 3 寸處的脛骨後側交會三陰交，然後再轉到脛骨內側面 5 寸的蠡溝穴。

像這種橫越走向的還有膽經，膽經在小腿外側有橫越腓骨的陽交穴與外丘穴，兩穴平移，且都在自己的經脈上。肝經在如此短的距離橫越脛骨到其他經脈路線，再轉回脛骨面上，如此走向除非有重大需求，否則很不符合經濟效益。

內踝上 8 寸的三陰交穴：肝經在此處交會脾經是無庸置疑，重點在於腎經是否也來交會。

《卷五‧膀胱經》介紹過絡脈從飛揚穴循著腓腸肌腹下緣，通過承山穴，向內於腓腸肌腹與跟腱交會處的「內飛揚穴」連結腎經，此處約在內踝上 7 寸處。

依據經脈循行的安全原則，都儘量行走在筋骨、肌肉之間，腎經也不例外。腎經在小腿部循行只有「以上腨內」四字，參酌腎經小腿共有三穴，都位於跟腱前方：內踝上 2 寸的復溜穴與交信穴，以及內踝上 5 寸的築賓穴。從築賓穴向上到膕窩內側的陰谷穴，推測應循著腓腸肌腹內側上行。

內踝上 8 寸正是腓腸肌腹最膨隆處，由於旁邊還有脛骨，通路極為狹窄。此處不僅有肝經從脛骨內側轉出交會脾經，加上膀胱經絡脈在 7 寸處匯入腎經，腎經因此「變胖」，上行 8 寸狹窄處，

腎經被迫偏向前線，無處閃避，就與脾經肝經在此相交會。為了與前述三陰交穴鑑別，我們稱此處為「古三陰交穴」，三經交會就成為它最大的特色！

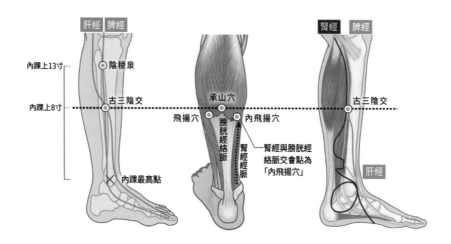

內踝上13寸　陰稜泉
內踝上8寸　古三陰交
內踝最高點

肝經　脾經

承山穴
飛揚穴
膀胱經絡脈
內飛揚穴
腎經經脈
腎經與膀胱經絡脈交會點為「內飛揚穴」

腎經　脾經
古三陰交
肝經

古三陰交穴肝脾腎經脈交會模式

經脈主要功能是營運氣血及經氣，具有類似血管、水管或吸管的立體中空結構。

當肝、脾、腎三條立體中空經脈擠在 8 寸這個狹窄的通路時，就會如十字路口般在同等高度，敞開經脈確實交流，之後再各走各的路。

所以，我們推論古三陰交穴的三經交會方式有兩個重點：首先必須具有同樣高度，然後經脈確實有匯合交會，如果不在同一高度則無法實際交會。臨床上，可以沿著脛骨內側觸摸到鼓起質感，較其他周邊組織明顯腫突。此穴針感強烈，對於三陰經病變反應極為靈敏。

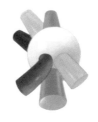

三條經脈需在同一高度才能實際交會

腰背部循行路線

本經在腰背部「貫脊，屬腎」，將脊椎與腎臟連結在一起。督脈也是「上股內後廉，貫脊屬腎」，所以脊椎內部就有兩條腎經和督脈共三條經脈貫穿。

《內經》說：「腰者腎之府，轉搖不能，腎將憊矣。」意思是腰部為腎臟安住的地方，腰部就是腎的房子，故稱「腰為腎之府」，如果出現腰部轉動不利的情況，表示腎臟功能出問題。

腰部雖然是腎的外府，但腎經在腰背部並無自己的穴位，十四椎上有督脈的命門穴，兩側有膀胱經的腎俞穴，都是腎臟功能的代表穴位。（詳見總論和經別）

腎臟管理泌尿和生殖系統，可從腰部來判斷這兩種功能。

當泌尿系統發生病變時，例如腎炎、腎結石等，腰部會突然非常疼痛，甚至直不起腰來。這類腰痛在任何年齡層都會發生。

另有一種腰部痠痛跟老化有關。俗語說「人老腰先老」，當人類從四足動物變成二足動物時，腰部承受極大的垂直壓力，即使腰椎是所有脊椎裡形體最粗大的，但隨著歲月增加逐漸損耗時，也會出現腰痠背痛無力、起身及轉身不利的現象，這是人體尤其是先天之本的腎臟開始老化的先兆。當然腎臟老化是全面性的，此類腰痛常伴有記憶力減退、聽力變差、頻尿、甚至尿失禁等腎功能退化的狀況。

一般對於腎功能的了解，除了跟泌尿有關之外，還與性能力有關。男性朋友最怕被人說「腎虧」或「敗腎」，主要暗貶性能力差，還兼有腰痠軟無力，缺乏男性勇猛特質等。腎經系統確實與性功能有關，但經脈未結生殖器，而是經筋「結於陰器」。（相關內容在後文討論）

因為這樣的心理障礙，電視上永遠都會出現「男人不能只剩一張嘴」、「重振雄風」，這些令男性尷尬卻又心動的廣告，只是不知銷量如何。民間常用「補腎」的方法來「壯陽」，以期重振雄風，尤其喜歡「以形補形」，例如用「狗鞭」（狗的生殖器）泡酒。過去曾跟幾個朋友喝過，除了換來一場呼呼大睡之外，沒

有任何改變耶！可能是性別上的差異吧！

　　脊椎最上方的頸椎最後連結腦部，脊椎內藏脊髓，腦為髓海，脊髓與腦部相通，兩者屬於現代的中樞神經系統。「貫脊屬腎」完全符合腎主骨生髓特色，腎臟透過腎經輸送氣血等精微物質，以濡養中樞神經系統，維持正常功能，同時也充分體現腎主 IQ，具有「作強之官，伎巧出焉」的良好學習與活動能力。如果腦部或脊髓出現疾病或傷害，如腦血管中風、巴金森氏症、腦部外傷或脊髓損傷等，產生意識和肢體活動障礙，可以視為腎臟的「作強之官，伎巧出焉」功能嚴重障礙，診治這類疾病可從腎經加上相表裡的膀胱經一起來思考。

　　前述下肢部及腰背部都是循行在體腔外側，我們稱為「腎經的外行路線」。

「貫脊」高難度宛如朝聖之旅

　　本經下肢路線交會尾骨邊的長強穴之後，順勢進入尾骨，由下而上，貫穿整個脊椎。「貫」字是很強的字眼，雖也出現在其他經脈循行，但都是貫穿軟組織或內臟，唯有本經貫穿脊椎，其難度可想而知。本經貫脊有三大難度：

　　難度 1. 對抗地心引力：本經由下而上一路貫穿尾骨、骶骨、五個腰椎、十二個胸椎和七個頸椎，通過每一節脊椎椎管都得對

抗地心引力。不禁要讚嘆腎經的刻苦與努力！難怪本經要在下肢部頻頻依靠善於升提的脾經系統，借力使力，團結力量更大啊！

難度 2. 脊椎寬度改變：本經主要通過脊椎內部縱行的椎管，當身體相關疾病或脊椎退化、滑脫、骨折甚至腫瘤，導致椎管出現狹窄等異常病變時，經過這裡的腎經就倍加辛苦。

難度 3. 脊椎多處彎曲：成人脊椎在頸、胸、腰、骶椎本來就有四個生理性彎曲，如果又有脊椎錯位或側彎的話，這條崎嶇的道路會讓腎經吃盡苦頭。

中醫認為「腦為元神之府」，如果將腦部想像成「聖殿」，那麼腎經貫脊這項任務就像信徒們艱苦的「朝聖之旅」。但邁向這樣的朝聖之路，一生難有幾回，腎經卻時時刻刻都在朝聖，好辛苦啊！一旦腎經負荷過度則百病叢生。為了體恤腎經，愛護己身，提醒大家要注意姿勢，保持運動習慣，讓腎經的貫脊之旅可以更為順暢省力吧。

 中醫師不傳之祕：腎經貫穿脊椎的可能方式

由於《內經》敘述僅有「貫脊」，其中就有了推論的空間。

傳統經脈循行圖多以直行路線呈現，然而參考總論以及腎經

特有的旋轉特質，個人推論腎經貫脊方式可能以「螺旋」方式向上。理由如下：

任脈與督脈都是直行的經脈，督脈以直行路線貫穿脊椎，是脊椎的主幹。

腎經經脈在內踝環繞一圈，經別連結帶脈也是環繞一圈，由此顯現腎臟系統與漩渦型態密切相關。

前文介紹過，旋轉力量較直行力量大，在日常生活中也有類似的經驗，例如要在牆上掛重物時，使用螺絲旋入牆面會比直接釘上鐵釘省力且較為穩固。

人體旋轉活動能力是與生俱來的，故屬於腎。腎經以螺旋方式貫脊也很像彈簧提供上下活動的緩衝。兩側腎經以督脈為中心，環繞督脈而上，猶如 DNA 及精蟲尾巴的旋轉活動。

腎藏陰陽，腎經也含陰陽，如此一來，左右兩側腎經就能陰陽交會。甚者，腎經在每一椎內都可能形成一個圓形氣場，類似太極圖，也類似脈輪。

民間廟宇都有壯觀的龍柱，因有龍形盤繞在石柱上，又稱「蟠龍柱」，腎經與督脈的纏繞型態也類似蟠龍柱。如龍柱為督脈，兩側蟠龍為腎經，圍繞以保護重要的督脈，居中的督脈也協助腎經維持外周的環繞型態，不會輕易走樣或互相擠壓。督脈與腎經共同形成人體背部最堅強的中軸結構。這也與吠陀醫學的左脈右

脈交叉圍繞中脈的形態相似，作者因此才做如此大膽的推論。

　　個人經驗，在靜坐、自發功或拙火氣動時，身體會自然的以一種輕柔和緩的力量前彎後仰，然後開始旋轉，幅度由小漸大，有固定的節奏，旋轉之際身體重心仍非常穩固。這些律動的發力點都來自身體中軸。此中軸正是脊柱內部的督脈與腎經。

　　腎經以旋轉如彈簧的型態貫脊有三個優點：

　　1. 向上衝勁更強：旋轉比直行方式更有向上的衝力。

　　2. 具有緩衝與穩固功能：如彈簧般向上的結構，參考車子的避震系統就能體會這個結構的奧妙。彈簧結構較有彈性，可伸可縮，既能適度伸展，

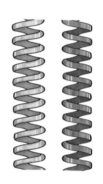

彈簧代表腎經的旋轉型態

也能和緩衝擊，且更能維持腎經向上的型態，不會輕易擠壓或下滑。只要試想直行的樓梯與弧形的圓梯，就能了解腎經的用心。

　　3. 陰陽脈氣交流：兩側腎經形成圓形氣場，陰陽脈氣也能密集交會。若腎經以直行方式貫脊，與督脈成為三條直線，脊椎內三條經脈各自為政，彼此之間沒有關聯，身體中軸也不易出現旋轉活動，更遑論維持旋轉時的平衡。

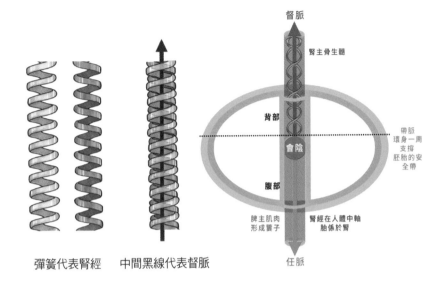

督脈

腎主骨生髓

背部

帶脈
環身一周
支撐
胚胎的安
全帶

會陰

腹部

脾主肌肉
形成簍子

腎經在人體中軸
胎係於腎

任脈

彈簧代表腎經　　中間黑線代表督脈

 中醫師不傳之祕：脊椎屬腎的可能方式

參考本經在體腔的捷運圖，會發現腎經從最低的膀胱到最高的舌本這個路線，剛好符合整段脊椎的分佈高度。

高 IQ 的腎經在身體做了很巧妙的安排，一方面在身體正面連結重要臟腑，維持功能正常，另一方面貫穿脊椎，以提供這些臟腑完整的防護，兼顧實用性與安全性。

脊椎對於腎經系統來說是很重要的結構，脊椎也願臣服於腎臟，它是如何表現誠意呢？

依據現代研究，脊髓分為幾個節段，與脊椎「功能群組」有關，如頸椎就是一個共同功能群組，胸椎、腰椎和骶骨、尾骨等，各自成為群組，神經就從這些群組連接人體的相應部分。回到腎經來說，既然各個節段群組功能有相同之處，就人體經濟學而言，無需每椎都有連結線，每個群組只要在椎體腹側伸出一條代表性的連結線到腎臟即可。

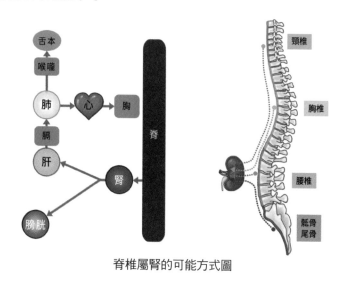

脊椎屬腎的可能方式圖

早年練國術時，老師經常提醒要從腳跟及腰部發勁，力道最大。後來當了醫師從事針灸或做傷科整復治療時，也養成使用腰力的工作模式，確實是最省力也最有力的方法，這些力量都來自於腎經與督脈。

腹胸部循行路線

　　腎經經脈胸腹部循行「屬腎，絡膀胱。其直者，從腎上貫肝、膈，入肺中，循喉嚨，挾舌本。其支者，從肺出，絡心，注胸中」。連結許多臟腑，看起來很豐富，也蘊含生命的深意。

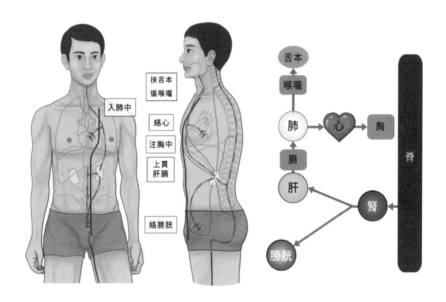

　　五臟之中，唯有腎臟偏在人體背面，其餘四臟都在人體前面。身為先天之本的腎臟提供珍貴的精氣給全身組織器官，腎經為了幫助腎臟完成使命，不惜翻越後山，從腎臟穿過體腔，下行抵達下腹部連結膀胱，並交會任脈的關元穴和中極穴，上行連結肝、

肺、心三臟,最後抵達舌本。此路線因為循行在體內,稱為腎經的「內行路線」。

1. 屬腎,絡膀胱

　　腎經從腎臟走向前下方,最經濟的方式是沿著輸尿管直接抵達膀胱。腎經聯絡相表裡的膀胱腑,也順道掌握了前陰,讓腎臟得以完成管理前後二陰的任務。

　　腎經在前往膀胱的路途上,交會任脈位於下丹田的關元穴和中極穴。膀胱位於下腹部,腎經的下腹部穴位與任脈並列,旁開0.5寸,即1.25公分,才約一個小指寬的距離而已。腎經於此有特別的交會方式,後文會介紹。

　　這個交會線有重大意義。一方面腎臟得以掌握丹田之氣,能與背部命門穴相呼應。丹田是生命活力的源頭,所以靜坐禪修者或練氣功的人都高度重視修練此部位;另一方面,關元穴是小腸募穴,前面介紹過,關元穴也可視為心臟募穴,中極穴是膀胱募穴,小腸與膀胱都與水液代謝有關,腎經與心經都屬於第二組的聚餐團隊,心經是本團隊第一棒,腎經是最後一棒,循行交會小腸與膀胱的募穴,除了連結心、腎功能,鞏固聚餐團隊功能之外,也讓腎臟更為全面掌管人體水液。

　　腎經與膀胱經脈互為表裡經,都是人體最「富有」的經絡系

統，從演化歷程來看，強大的膀胱經系統是為了因應腎經需求而進化的。腎經在胸腹部串連主要臟腑，膀胱經也因應在背部安置五臟六腑及重要組織的背俞穴。

這項前後相對應的關係，在臟腑功能上，膀胱經其實是腎經的配合者，臟腑背俞穴雖然放在膀胱經上，真正管理背俞穴與臟腑的黑手是腎經。若以手機來說明，背俞穴類似手機鏡面上的 APP 按鍵，腎經是位於手機內的 CPU，只要按壓背俞穴就會連結到腎經，腎經再連結相關臟腑。膀胱經透過背俞穴協助腎經達到全面統理五臟六腑的目標。在經絡結構上，屬於巨陽的膀胱經系統提供強大能力來協助與保護腎經。

2. 其直者，從腎上貫肝、膈

腎經向上直行的經脈，貫穿肝臟與橫膈，將腎臟與肝臟連成一體。

肝主要管理陰器，腎負責生殖及泌尿功能，都與陰器密切相關，兩臟共同完成性能力與生殖繁衍大業。由於陰器對於肝、腎都很重要，它們的經筋也都結聚在陰器以加強保護，原文中「其直者」也許還可解釋為這是一條直接聯絡重要部位及臟腑的路線。此外，肝腎還有許多互相協助的功能，包括肝腎同源、滋水涵木：

●**肝腎同源**：肝、腎兩臟都位在下焦，肝主藏血，腎主藏精，

腎所藏的精與肝所藏的血，都來自於脾胃所吸收的水穀精微，因此中醫稱「肝腎同源」或「乙癸同源」（肝的天干為乙，腎的天干為癸），兩者互相支援，亦即精與血必要時能相互轉化，如肝血可以轉化為腎精，腎精也可以轉化為肝血，兩者同盛同衰。

●滋水涵木：五行關係上，腎屬水，肝屬木，水能生木，水為木之母。這項關係呈現在自然界為水能滋養植物生長「水能涵木」關係。五臟功能方面，腎水與肝木為母子關係，腎水能涵養肝木，維持肝臟功能的平穩，避免身為將軍之官的肝臟功能過度亢進而出現頭暈，肝火過旺而情緒暴怒、口苦目赤等。因此中醫也稱此項關係為「滋水涵木」。

3. 入肺中，循喉嚨，挾舌本

腎經從肝臟穿過橫膈，進到胸腔，入於肺中，由此分出兩條路線，其中一條上行，循著喉嚨向上到舌本。

這條路線協助串聯肺經與脾經。肺經經脈通過「肺系」，經別「循喉嚨」，與呼吸功能有關；脾經經脈「連舌本，散舌下」，經別「貫舌本」，與進食有關。腎經則兼呼吸與飲食功能。

《內經》特別指出：「少陰根於湧泉，結於廉泉。」「足少陰之本，在內踝下上三寸中，標在背輸與舌下兩脈也。」可見腎經與舌本的密切關係。

腎經夾舌本與吞嚥、和語言發聲功能有關

　　腎經還與發聲有密切關係，《內經》有一篇章專門討論因為突然而來的憂恚情緒，導致言語無聲「憂恚無言」的原因，在討論發聲的結構時，指出「喉嚨者，氣之所以上下者也。會厭者，音聲之戶也。……舌者，音聲之機也。……橫骨（舌骨）者，神氣所使主發舌者也。」治療此病可取足少陰經，因為「足之少陰上繫於舌，絡於橫骨，終於會厭」。《內經》這部分條文除了詳細解說足少陰腎經循行於舌本的路線之外，也點出腎經與發聲的關聯。

　　記得在學校練合唱時，老師常提醒要用丹田發聲，聲音比較厚實且有穿透力。中醫有一個與發聲有關的病名叫做「子瘖」，是指懷孕九個月的時候，孕婦的聲音突然細啞不響，此病因懷孕而起所以稱為「子瘖」。中醫認為九月是由腎脈來養胎，腎經經脈挾舌本，經別繫舌本，九月時胎兒已經長得頗大，如果阻礙到腎脈而不能將氣血上輸到舌本，就會導致聲音細啞難出。此時不必驚慌，母親分娩之後，腎脈即可上通，聲音自然的就會恢復。有趣吧！由此更見腎經與發聲的關係。

　　腎為先天之本，開竅於耳，經脈又入肺中，再循喉嚨挾舌本，這是為了嬰兒後續學習語言做準備。腎主腦髓，透過學習與記憶就能產生技巧，嬰幼兒隨著年齡增加，跟著家人互動學習，詞彙

也跟著累積，這些都需要良好的腎臟才能做到。

腎經也與吞嚥有關。如果腎水不足，喉嚨乾燥，則食物難以下嚥。這種情況常見於乾燥症、糖尿病以及大病之後的病人，他們有食慾但難進食，看得到卻吃不到，真的很辛苦。

腎經夾舌本與吞嚥、呼吸、語言發聲功能都有關。十二經脈循行連結舌本的有心、脾、腎三經，心主語言，脾主吞嚥，腎主發聲，各有分工。

另外，腎經與任督二脈也有特殊關係。任脈最後止於下巴的廉泉穴，督脈最後止於唇內上齒齦的齦交穴，兩條經脈隔著嘴巴遙望，此時只要舌頂上顎則能為任督二脈架接鵲橋，所以自古以來練小周天讓任督二脈環流者，都會採取此法以交通任督二脈，這也算是先天之本的腎臟透過夾舌本方式回饋任督二脈的方法。

腎與肺之間還有互協的功能

● 「金水相生」：在五臟五行關係，肺屬金，腎屬水，金能生水，金為水之母，肺金與腎水為母子關係，肺金有助於腎水的功能。肺與腎聯手主導人體許多重要的機能，兩者相輔相成，缺一不可。（參閱《卷一》）

● **共同推動呼吸、水液代謝與發聲功能**：肺、腎關係也展現在經絡循行，本經由肝入肺，再到喉嚨舌本，另一條支脈則由肺

出絡心，所以肺臟是腎經通往面部和心臟的轉運站，加上腎經胸部穴位沿著近中線分佈，非常貼近心、肺兩臟，強化肺、腎的親密關係。它們共同推動的人體機能有三點，分別是呼吸、水液代謝和發聲。

【呼吸】肺主氣司呼吸，是人體主要呼吸器官，肺吸入體內的氣體由腎受納，之後再由肺呼出體外。

中醫認為，肺為氣之主，主要負責呼出氣；腎為氣之根，主要負責吸納氣，二者共同維持正常呼吸。如果腎功能異常，不能為肺納氣，氣一進入體內，馬上就呼出去，呼吸就會變得短淺，甚則出現喘促的現象。《內經》說：「夜行則喘出於腎，淫氣病肺。」指出肺、腎與喘的關係。

肺腎的呼吸功能也呈現在生命的始點與終點。生命第一個呼吸來自出生時，肺臟張開的吸氣，生命最後一個呼吸來自腎臟不再納氣的吐氣。我們就在一吸一吐之間維繫生命。

【水液代謝】《卷一》介紹過，肺能通調水道下輸膀胱，是水的上源；腎為水臟，主管體內水液，且腎經聯絡膀胱，是水的下源。肺與腎，一在上，一在下，二臟合作無間，共同調節人體的水液代謝。

肺功能失常，通調水道的功能也會失常，不僅影響呼吸功能，

也會連累腎主水的能力。反過來說，腎功能失常，不僅影響腎主水功能，也會連累肺通調水道及主呼吸的能力，而出現小便難出、水腫等水液滯留體內的症狀，還有咳嗽喘促、胸悶胸痛的現象，中醫在治療這類疾病時通常是肺腎同治。

《內經》中黃帝問：「少陰何以主腎，腎何以主水？」歧伯老師回說：「腎者，至陰也，至陰者，盛水也。……故其本在腎，其末在肺，皆積水也。」指出肺、腎兩臟都能管理水液，但由於腎主水，若出現積水現象，病根在於腎，肺反而屬於末端。

【發聲】肺主管喉嚨，除了與呼吸有關之外，也與發聲有關。根據中醫理論，喉嚨是發聲的器官，但聲音源自於下腹部的丹田，丹田屬腎，因此肺腎共同完成了順暢且持久的發聲。為何會有此說呢？常遇到長期聲音沙啞的病人，例如老師及醫師們的職業病，或是感冒之後一直「燒聲」，或慢性咽喉炎病人喉嚨乾痛，臨床上經常是肺腎同病，治療當然也是肺腎同治。

金能生水，肺與腎雖然存有母子的相生關係，但是在呼吸、水液代謝及發聲功能上，肺腎的地位是平等的，彼此互相依賴與支持，中醫稱這種關係為「金水相生」，由於關係太密切，臨床上常見肺腎同病，治療須肺腎同治，因此中醫又有「肺腎同源」之說，算是超級麻吉的好朋友。

中醫對於咽喉的看法

咽為胃系：咽為胃系所屬，是水穀的通道。脾、胃互為表裡臟腑，脾經挾咽，因此咽也與脾密切相關。脾胃疾病常反映在咽部，所以中醫說「咽為脾胃之候」。

喉為肺系：喉是呼吸的門戶和發音器官，聲音的產生與肺腎有關，肺主聲，聲音出於肺而根於腎，所以中醫說「肺為聲音之門，腎為聲音之根」。

4. 其支者，從肺出，絡心，注胸中

　　腎經從肺分出一條橫行支脈絡於心臟，最後注入胸中，交棒給心包經。

　　這條路線很有意思，心臟與肺臟同在胸腔，心是君主，肺是宰相，兩人的溝通管道卻不多，僅有心經經脈「復從心系，卻上肺」，腎經經脈「從肺出，絡心」，心肺之間的連結來自心經與腎經，肺經卻沒有主動通往心臟的路線。心腎兩條經脈系統掌控了肺的功能，從這個角度來說，肺經系統是服從配合者。

腎與心存在「水火相濟」或「心腎相交」的關係

五行關係上，水能剋火，避免火過旺而燒灼萬物，水能滅火是生活中常見的經驗。人體五臟的五行關係中，腎屬水，心屬火，腎與心存有制約與互助的關係，以維持正常的生理活動。

腎中的真陽能上升溫養心火，心火能下行制腎水而助真陽，腎水又能制約心火不致過亢而益心陰。正常的心火也可以向下溫暖腎水，避免腎水過寒而出現腰膝冷痛，足寒難溫，尤其冬天更為嚴重。

腎水與心火之間這種既可以降溫又可以取暖，讓彼此得以發揮良能的關係，中醫稱為「水火相濟」或「心腎相交」。

如果腎陰虧損或心火熾盛，腎水和心火失去平衡，不能相濟，就會產生心煩、不安、失眠等「心腎不交」的症候。

雖然腎與心在五行上存有制約關係，但在人體實際運作上，腎與心之間也如腎與肺、肝的關係一樣，存有共同成就的關係。例如心藏神，腎藏精，兩臟神精互相作用，在意識方面，心是顯意識，腎藏有潛意識，有所分工。心與腎功能平衡，人的精神狀態就能安定。

整體而言，本經在腹胸部循行有腎臟與肺臟兩個節點。

首先從腎分出兩條路線，一條向前絡膀胱，另一條向上貫肝

膈入於肺，再分為兩條經脈，一條上行到喉嚨與舌本，另一則出絡心，肺是為腎經通往喉舌和心臟的轉運站，這兩條分支路線再度強化了肺腎之間的親密關係，二者共同推動人體的呼吸、水液代謝及發聲機能。

腎經與肝、肺、心有同源且相扶持的關係

腎經與肝、肺、心都存有同源且相扶持的關係，平日大家得到腎精的滋養，行有餘力時也會回饋給腎，如肝藏血，多餘的血就送到腎轉化成精儲存。就像一個家族，腎是家中位高權重的長輩，坐鎮家中，其他臟腑則是年輕的一輩，且有各自的工作和收入。收入有餘則回存，不足則撥出。這種緊密關係有所助益但也隱藏危機。

之前說過，腎就像是定期存款，其他是活期儲蓄。活儲有了餘額，就會轉到定存，以確保經濟無虞並賺取較高的利息。萬一家族出現敗家子或啃老族，長輩只好提取定存來供應救援。時間久了，提款大於存款，家中經濟就會出現缺口，甚至崩盤！

人體也是一樣的道理。雖說肝腎同源，肺腎同源，心腎相交，其實腎付出得更多，因為肝、肺、心三臟都深深依賴腎精的濡養。如果某個臟腑功能嚴重異常或久病難癒，都會過度需索腎精，導致腎出現病變，所以中醫才有「久病不已，窮必及腎」的「久病

及腎」一說。這種現象很常見，尤其重症或久病的病人，除了原先的疾病外，還會出現腎所主導的功能失常，如水液代謝異常的小便難出、身體浮腫、下肢水腫、腎不能納氣的氣喘等等。

腎經最後從心流注到胸中，雖然是為了承接給下一條經絡心包經而來，但也因走到胸中，可與肺一起維持呼吸的平順與深度，協助穩定心率，另外也讓腎經具有良好的開胸理氣、治療胸悶的能力。臨床上腎經是最善於治療胸悶的經絡，統包造成胸悶的原因：情志失調、內臟疾病及結構異常等。（參考絡脈篇）

 ## 中醫師不傳之祕：腎經胸腹部循行的可能方式

一般而言，經脈系統的穴位多會分佈在經脈循行所經部位。

腎經是十二經脈中連結最多臟腑的系統，胸腹體腔內部路線為了連結眾多臟腑，必須穿梭蜿蜒而行，腎經經穴則以直線方式分佈在胸腹部近中線，還要交會關元穴和中極穴。這種狀況顯然讓經脈循行與經穴分佈難以統一。該如何思考呢？

首先從腎經分佈在軀幹較為表淺的經穴來看，腰背部經脈直接貫穿脊椎，脊椎位於背部中線，算是直行路線；胸腹部經穴分佈於近中線，將之串連起來的經穴圖也算是直行路線。軀幹前面及後面的路線都在中線區，兩者顯然相互呼應。

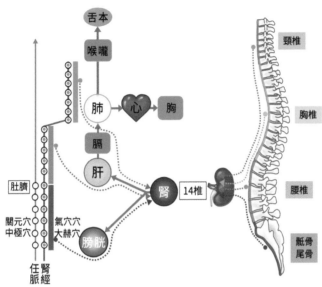

腎經胸腹部和脊椎屬腎的可能方式圖

　　既然如此，再參考前面討論的脊椎屬腎的可能方式，每個脊椎區功能群組只須伸出一條代表連結線到腎臟，胸腹部穴位也可採取此方式，分為上焦、中焦和下焦三個穴位區：

　　下焦區位於恥骨以上到肚臍以下，臟腑以膀胱為主；

　　中焦區位於肚臍以上到橫膈以下，臟腑以肝為主；

　　上焦區位在胸部，臟腑以肺為主。

　　每個穴位區只要伸出一條代表連結線到腎臟即可，這三條連結線理論上會循著腎經經脈體腔內路線，還會經過三個代表臟腑。

腎與三焦的合作關係

　　總論介紹三焦是腎間動氣的別使，身為腎間動氣正使的腎臟也在胸腹區循行與三焦建立密切的合作關係。腎經循行在體腔，連結上、中、下焦臟腑，三焦所形成的空腔組織就成為腎臟與所連結臟腑的住處。兩者各有專長與分工，腎經以聯結臟腑為主，三焦經則聯繫體腔其他組織。

　　十二經脈系統中，唯有心臟與腎臟擁有兩套協力系統，一套是表裡經絡，如協助心臟的小腸經，協助腎臟的膀胱經。另一套是特權經絡，心經與腎經為手足少陰經，心腎功能攸關生死，故《傷寒論》的少陰病出現最多死證，因此人體特別提供心腎獨有的特權系統：心臟有手厥陰心包經，腎臟有手少陽三焦經，兩經保護臟腑並協助發揮功能。

　　心包為心臟的外膜，以保護心臟，三焦為腎臟的居處，以協助功能。心臟後有小腸經，前有心包經；腎臟後有膀胱經，前有三焦經。由此看來，心臟有包，腎臟也算有包，因此我才將三焦經稱為「腎包」，以與「心包」相呼應。

　　腎與三焦的關係還體現在三焦將下合穴放置在膀胱經委陽穴。三焦屬性為陽，下合穴不宜放置在陰經，所以才放在腎經的表裡

經膀胱經，其實仍為腎服務。就循行區域來看，循行於背部的膀胱經與循行於胸腹部的腎經，其區域都算是歷絡三焦。

《內經》也有腎與三焦膀胱密切關聯的論述：「腎合三焦膀胱，三焦膀胱者，腠理毫毛其應。」直接指出三焦與膀胱都合於腎。以下指出三者關係在望診上的應用：「腎應骨，密理厚皮者，三焦膀胱厚；粗理薄皮者，三焦膀胱薄。疏腠理者，三焦膀胱緩；皮急而無毫毛者，三焦膀胱急。毫毛美而粗者，三焦膀胱直，稀毫毛者，三焦膀胱結也。」

腎經交會關元穴和中極穴的可能方式

腎經穴位與任脈穴位並行，腎經交會關元穴和中極穴的方式有兩種可能：

1. 腎經從氣穴和大赫穴向中延伸 0.5 寸即可交會關元穴和中極穴，短小精悍但不會影響原本的路線，還能順利完成任務。

2. 經脈是立體結構，都會佔有一些區域，類似膀胱經在頭部與督脈交會並行的方式，兩側膀胱經與督脈緊緊貼在一起並行成為三貼結構，腎經與任脈也是如此（後文會介紹），兩經緊貼而行，腎經只要從氣穴和大赫穴處向中線打開經脈「側門」，即可交會關元穴和中極穴，也能順利完成任務。

腎經連結任脈督脈，循行相貼近

腎經與任脈交會於下腹丹田處，督脈循行貫脊屬腎，腎經貫穿人體前後部位，因此連結了任督二脈。

任脈掌管所有陰脈，督脈掌管所有陽脈，任脈屬陰，督脈屬陽，腎臟藏有腎陰與腎陽，連結任督二脈可視為腎藏陰陽的另一種呈現，也為腎藏陰陽提供即時支援，譬如腎陰失調時任脈可以協助，腎陽失調時督脈可以支援。清代名醫葉天士就善用奇經八脈法來治療肝腎疾病。

任督二脈位於人體中線，腎經系統是人體中軸系統，但因比任督二脈晚發育，所以配合任督二脈的循行。

在背部，由於脊椎內有空腔組織，腎經得以旋轉方式纏繞督脈，一起貫穿脊椎，故仍位於背部中線。腎主管腦部，由於陰經不上頭面，頭項部則由表裡經的膀胱經分佈，夾行於督脈兩側，形成頭項部的三貼結構。

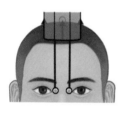

膀胱經與督脈在
頭項部的三貼圖

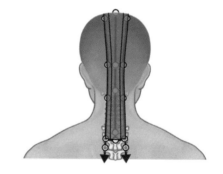

在胸腹部，主要結構為肌肉及骨頭，腎經只能夾行於任脈兩側。但相較於其他經脈，腎經仍位在胸腹部中線。

腎經穴位為何在胸腹部與中線的距離不同？

參閱任脈、腎經與胃經經穴圖，可以看出腎經在胸腹部穴位都位於任脈與胃經之間，腹部為任脈旁開 0.5 寸，到了胸部旁開 2 寸。為何會有不同的距離呢？

前文提到，腎經軀幹前後的循行都在中線區，兩者相互呼應，讓腎經成為人體的中軸，但其實前後路線並不完全在中線上。腎主骨生髓，背部脊椎椎管是管狀結構，可以容納三條經脈一起通過，所以與督脈一起貫穿脊椎，可以加強脊椎的支撐力，也能憑藉督脈這個陽脈之海充盈的陽氣，協助腎經向上貫脊。

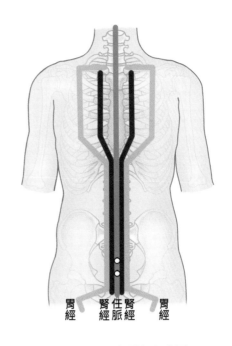

任脈、腎經與胃經經穴圖

腹部以肌肉為主，沒有如脊椎的管狀空腔組織可以並行，加上經脈都是 3D 管狀結構，一定會佔有一些體積。

　　任脈行於中線，腹部左右旁開 0.5 寸的距離可以視為任脈的寬度，所以腎經只好從 0.5 寸處開始排列。然而若將腎經兩側腹部經穴與任脈包在一起來看，其寬度大約等同於脊椎。換個角度來看，這又何嘗不是一種中線的概念？

　　胸部為胸骨和肋骨等骨性結構，胸部中線就在胸骨上，一般穴位都分佈在筋骨肌肉的縫隙，比較少直接分佈在骨面上，身為陰脈之海的任脈享有特權，依舊走在中線，以便與循行於背部中線的陽脈之海督脈相呼應。低調的腎經不享特權，依照常規分佈在胸骨兩側，從第五肋間隙到鎖骨下緣的凹陷處。

　　肋是由肋骨和肋軟骨組成，胸大肌起於鎖骨前表面和第二肋至第六肋的肋軟骨，胸肋關節的肌腱較緊腫，再向外側的肌肉較軟，按壓微凹陷，此處即為腎經穴位所在處。

　　簡而言之，腎經在胸部的穴位為了避開胸骨和腫緊的胸大肌腱，因此向外旁開大約 2 寸左右。這也是為何胸部穴位分佈偏外側的原因。

　　腎經經穴分布在位於任脈與胃經之間，整體來看，腎經穴位

分佈仍是十二經穴位之中最靠近中線者。腎經透過人體正面的經穴分佈，加上背部貫脊，儼然成為夾行於人體前後正中區域的超強組合，這個組合不僅符合人體特別注重胸腔的心、肺兩臟而給予更強防護的原則，也讓人體在活動時能夠維持平衡。（後文會介紹）

腎經與帶脈的關係

腎經腰背部的外行路線與體內的內行路線都在十四椎的高度連結到腎臟，在腎經經別系統中，特地在十四椎淺出連屬帶脈，環身一周。依據前述的推論可以看出，帶脈特別保護十四椎這個高度的必要性。（參閱經別篇）

腎經與脾經的關係

腎經雖然沒有直接循行到脾，但在經筋系統卻是緊緊相貼，成為貼身好夥伴。繼承自衝脈的脾經，其經筋所形成的簍子結構，協助腎經在腰背部和胸腹部循行的穩定：

● **腰背部**：脾經經筋的後側黏附在脊椎腹側，幫助穩定脊椎與腎臟之間的連結。

● **胸腹部**：脾經經筋的前側全然包覆胸腹腔，幫助穩定各臟腑與腎臟之間連結，加上脾經特有的升提力量能固定臟器，減少

腎臟被這些臟腑拖累的風險，尤其當其他臟腑久病或重病時都會禍及於腎，此時脾經系統的穩定及升提力量是生死關鍵。

若以簡易通俗的方式來說明，腎經經脈連結眾多臟腑，脾經經筋為簍子結構，簍子結構中的臟腑宛如水果，脾經經筋就像水果籃，幫助腎經穩定所連結的臟腑。

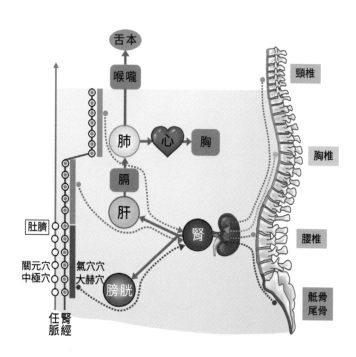

脾經經筋的簍子結構（黃色區塊）與腎經循行

腎經系統與脾經系統都分佈於人體的前後側，兩經合作代表先天後天的密切合作，尤其在維持體腔內臟腑組織的功能和結構方面更為重要。這項關係在經筋系統尤為明顯。（參閱經筋篇）

中醫師不傳之祕：長腰美女症候群

　　「長腰美女症候群」是個人自創名詞，來自臨床上常見到身材修長的女性，身形較為扁身，最突顯的地方在於與身高不成比例的長腰。隨著治療經驗累積，發現這類身形的病友都有許多共同症狀，加上以年輕女性居多，因此稱為「長腰美女症候群」。

　　此後門診時只要遇到長腰美女，都能隨口唸出一連串症狀，病人常聽得目瞪口呆，以為醫師會「算命」，其實不是，醫師是會「算病」，這就是江湖一點訣。

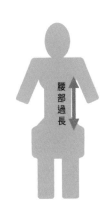

腰部過長

長腰美女
結構示意圖

病因病機

　　本症候群病因病機脈絡非常清晰，還有明顯的先後關係：

● **首因―來自下焦**：主要與二便及月經經血排出不利有關，

這些未能排出的代謝物長期囤積在下腹部，導致下腹骨盆沉重緊繃。此結構也會加重二便及經血排出異常，變成惡性循環。

● **繼因—連累上焦**：沉重的骨盆腔會牽引身體下墜，人體為了維持平衡，不自覺提高肩膀以對抗骨盆腔的沉墜，長期以來導致頸肩痠痛、胸悶等症狀。

● **結果—發在中焦**：下焦與上焦的上下拉扯，使得位於中間的腰腹肌肉被動拉長而出現異常的長腰現象。這個現象不僅造成腰部痠軟或疼痛，位於腰腹部的腸胃消化道會被迫拉長，導致腸胃功能變弱而出現腹脹、納差等症狀。

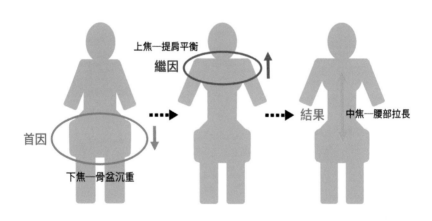

長腰美女病因病機順序示意圖

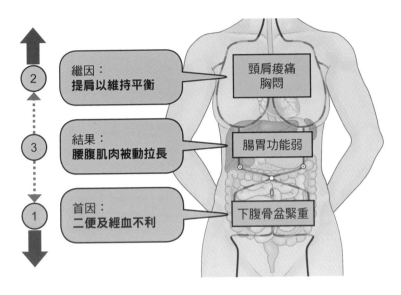

長腰美女病證示意圖

長腰美女檢查重點：反因果診察

由於本症候群有明顯的因果關係，檢查時也須循序，要點是反其道而行：

步驟 1. 檢查中焦：須確定出現異常長腰，以下的檢查步驟才有必要。

步驟 2. 檢查下焦：骨盆緊重加上二便、經血不利。

步驟 3. 檢查上焦：以肩膀代償性上提、緊繃做最終確認。

長腰美女治療重點：依因果而治

本症候群的因果關係幫了醫師大忙，因上述症狀以一般方式治療通常很難取效，若能依照病因，依序治療，便能快速見效，充分體現中醫「審因辨證論治」的原則。

步驟 1. 疏通下焦：通利二便及經血，先去除病因，鬆開下扯的力量。

步驟 2. 鬆解上焦：鬆緩肩膀結構，解開上拉的力量。

步驟 3. 提升中焦：待上焦與下焦結構回復正常後，再提升脾胃氣機，將被動拉長的腰腹部肌肉及消化道回歸原位。

再以臟腑經絡系統討論「長腰美女症候群」，主要與脾、腎兩個系統功能有關，也與前文所述脾經經筋簍子結構，協助腎經在腰背部和胸腹部循行穩定有關。長腰美女症候群可以說是脾、腎功能的照妖鏡。

一旦掌握其因果關係與病症邏輯之後，真的就像算命一樣馬上可以列舉一系列症狀。在此再提醒三件事：

1. 有時病人會否認某些症狀，千萬不要被迷惑了。依據「結構的必然性」原則，透過經絡系統連結人體的內外與四肢百骸，有此結構必然會出現相關的症狀。通常多問幾句或再仔細推敲檢查，就會出現該有的情況。

2. 本證常見於年輕女性，常和月經失調有關，通常只要還有月經者都有可能。男性較為少見，乃因骨盆較小，且無婦科問題，下焦阻滯較少，對於身體的拉扯力當然也較小。

3. 跟診醫師問說：是否有長腰阿姨？臨床少見，因為阿姨們大都變成水桶腰了。

 中醫師不傳之祕：腎經軀幹穴位的意義

先天之本的特權

腎經有 27 穴，其中 17 穴分佈在胸腹部，佔了 60% 以上，這是很特別的現象。腎經在下肢部符合少陰經循行於陰面後線的規律，但「腰為腎之府」的腰背部卻沒有穴位；反而到了前側胸腹部，經脈循行於體腔內，穿梭在各個內臟之間，此區穴位配置在任脈與胃經之間，而且是所有經脈中最貼近中線者，完全跳開足少陰經規律，也算是先天之本的特權吧！

腎經穴位分佈的意涵

1. 背部交給膀胱經包覆：腎臟位於人體背部，幸運地背部已經有其忠心耿耿且實力強大的部屬膀胱經系統全然包覆，無須腎經費心。

2. 經穴分佈在任脈與胃經之間，與人體先天和後天的發展有關： 腎為先天之本，參與早期受精卵和胚胎發育過程。受精卵的卵裂過程是由 1 變為 2，再變為 4、8、16 等，這跟太極的概念「易有太極，是生兩儀，兩儀生四象，四象生八卦」很類似。

身為先天之本的腎臟，記錄了人體由單細胞開始分裂，最後成為多細胞生物的過程，可以想成這是一個由中間向兩側擴展的型態，腎臟將這些歷程呈現在腎經循行路徑上，腎經也因此會定位在人體中軸，而且還須涵蓋前後部位，這樣才能完全掌握。腎經連結任督二脈，腎主骨髓，在背部「貫脊」與督脈一起走在中軸。腎經在正面連結多臟腑，經穴分佈也緊緊靠近任脈與其並行，任脈屬於奇經八脈，若僅就十二經脈而論，腎經是走在最靠近中線者，這樣的循行也能與「貫脊」相呼應，成為貫穿前後的中軸路線。

腎經穴位與胃經並行也有深意。

脾、胃同為後天之本，胃為受盛之官，直接接收和消化食物，是營養製造鏈的第一道關卡，也是統管大小腸的老大。脾沒有直接接觸食物，主要是負責輸送營養。

經穴分佈的概念與演唱會或電影院場地區塊類似，工作越認真，功能越重要的臟腑，其經穴位就越靠近中線的 VIP 區。因此直接消化食物的胃經穴位就比脾經穴位靠近中間。雖然脾、胃兩經穴位排列有遠近之別，功能上仍為一體。腎經依著胃經排列，

隱含著後天之本與先天之本互相依賴、互相成就之意。

　　大陸學者劉立公等人統計十二經及其腧穴歷代主治功效，手足陽經首要功效大都是疏理四肢，少部分則配合所屬的五臟功能。五臟經脈首要功效多與其主要功能有關，例如心經與心包經重在安神等，唯有腎經和膀胱經首重「健脾和胃」，腎經原穴太溪穴首要功效不是治療腎病，而是「健脾和胃」（註），奇怪吧！

　　這個現象顯示薑是老的辣，做為先天之本的腎，口袋很深，而且還協助後天之本，各位千萬不要誤以為低調含蓄的腎是要伸手跟脾胃要資源喔！腎臟藏有陰陽，尤其腎陽是人類生命重要的陽氣來源，五行關係中，火可以暖土，有火才能煮熟食物，腎陽的火力可以協助脾胃的土氣，提高食物消化和營養吸收能力。所以腎才是人體最有能耐的臟腑，為了人體的永續經營，無論在經絡循行或五行關係上，腎都竭盡全力幫助脾胃功能。

　　雖說如此，脾、胃也很照顧腎，這個關係可以從《金匱要略》治療身體沉重、腰部冷痛的「腎著湯」看出來，既然腰為腎之府，治腰痛卻不用腎經藥，反而用脾、胃經藥物。（參考經別篇）

　　先天之本與後天之本通力合作，維持身體各項機能的情況很多，例如《傷寒論》中的「四逆湯」及「真武湯」都是很好的例子。

註：古代文獻中腎經及其腧穴主治的統計報告，劉立公，顧傑，沈雪勇，Shanghai J Acu2mox, Jun 2004, Vol 23, No 6

另外,《卷三 • 脾經》介紹過「公孫穴美麗的錯誤」,《內經》認為衝脈並少陰之經,《難經》認為衝脈並足陽明之經,這讓八脈八法中,通衝脈的公孫穴有點為難,不知何去何從。但參考後世醫家記錄衝脈在腹部使用腎經穴位,可見前輩們依循《內經》的説法——衝脈並少陰之經。

在奇經八脈篇中提到,衝脈將腹部穴位傳承交棒給腎經,而不是衝脈借用腎經穴位。至於為何《內經》與《難經》説法不同,個人猜測身為十二經脈之海的衝脈,其脈型頗為寬廣,涵蓋到腎經與胃經之間的區域。從這個角度來説,《內經》與《難經》的説法都可接受。

3. 經穴平均分配,全面照顧人體上中下三焦:腎經在身體正面串連多臟腑,是重要的維生機制,得以提供珍貴的腎精給各臟腑,協助其生長和功能運作。本區穴位分佈在下腹部六穴,腹部五穴,胸部六穴,可見腎是很公平的長輩,讓大家雨露均霑,共享資源。

● **下腹部:**從任脈旁開 0.5 寸。肝、脾、腎三陰經都交會任脈的關元穴及中極穴,與泌尿生殖功能有關。顧名思義,關元穴是人體元陽之氣所關存的地方,此處俗稱「丹田」,古人認為可加強練氣來養生。這也提供腎經成為養生保健重要經絡的基礎。

● **腹部**：從任脈旁開 0.5 寸。此處屬於肝膽脾胃的工作區，與後天精微物質吸收有關。古人說「經之所過，必治其病」，凡是經脈所過之處的疾病，都可以取該經脈治療，因此腎經才善於治療脾胃疾病。當然，天下沒有白吃的午餐，腎經如此照顧脾胃，脾胃也會報恩，提供精微物質給腎臟轉化成腎精來儲存。

● **胸部**：此處經穴為了配合胸骨結構及胃經路線，從任脈旁開 2 寸。腎經此處的穴名與相對應的任脈穴名都是仙氣飄飄，譬如任脈有玉堂、紫宮、華蓋、璇璣等，腎經有神封、靈墟、神藏等，這樣的命名呈現了胸部為心肺之宮城，心為君王，主管神志，肺為華蓋，此區就是至高無上的心靈殿堂，點出心肺兩臟的崇高地位與重要性，平時細心呵護，必要時也能安定神志。腎經通過此處，當然也有很好的安神效果，能有效改善病候「心如懸若饑狀，氣不足則善恐，心惕惕如人將捕之」的恐慌感。

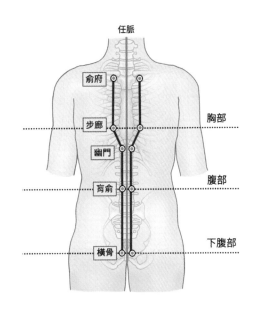

腎經在三焦的穴位分佈圖

腎足少陰之脈──病候

腎經經脈病候 《內經》原文	說明
是動則病：	本經經脈異常就會出現：
飢不欲食，面如漆柴	飢餓但不想進食，面色暗黑如漆，形瘦如柴
欬唾則有血，喝喝而喘，坐而欲起	咳嗽痰唾則帶血，喝喝氣急而喘，剛坐下就想站起來會比較舒服
目䀮䀮如無所見	兩目視物茫茫然，模糊不清
心如懸若飢狀 ，氣不足則善恐，心惕惕如人將捕之	心宛如懸空，兼有著飢餓感般的不安，腎氣虛者很容易驚恐，心臟怦怦然跳動，好像有人要來捉捕自己一樣
是為骨厥	腎主骨，因此還會出現骨部氣血阻滯，循環不良的厥冷、麻木、痠痛等症狀
主腎所生病者：	主治腎臟功能異常所發生的疾病：
口熱，舌乾，咽腫，上氣，嗌乾及痛	口有熱感，舌頭乾燥，咽部腫，氣上逆，喉嚨乾且痛
煩心，心痛，黃疸，腸澼	心煩，心痛，黃疸，大便異常兼有膿血
脊股內後廉痛，痿、厥，嗜臥，足下熱而痛	脊柱及大腿內側後緣疼痛，下肢痿弱無力厥冷，喜歡躺臥，腳心發熱而痛

表格說明：
白色區塊代表「是動病」，淺紫色區塊代表「所生病」。

腎為先天之本，與許多臟腑有同源關係，這些都反映在病候之中，加上「久病及腎」的特殊性，因此在本經病候中「是動則病」和「主腎所生病」大致符合經脈循行所過的部位，但兩者的病情則有輕重之別。

　　下頁圖將循行與病候結合，「是動病」病候較嚴重為深綠色，「所生病」病候較輕為淺綠色，較易看出兩者之間的關聯與差異。

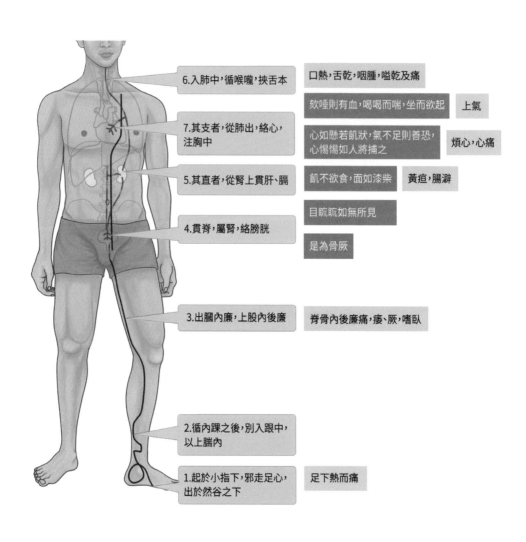

6.入肺中，循喉嚨，挾舌本

口熱，舌乾，咽腫，嗌乾及痛

欬唾則有血，喝喝而喘，坐而欲起　上氣

7.其支者，從肺出，絡心，
注胸中

心如懸若飢狀，氣不足則善恐，
心惕惕如人將捕之　煩心，心痛

5.其直者，從腎上貫肝、膈

飢不欲食，面如漆柴　黃疸，腸澼

目䀮䀮如無所見

4.貫脊，屬腎，絡膀胱

是為骨厥

3.出膕內廉，上股內後廉

脊骨內後廉痛，痿、厥，嗜臥

2.循內踝之後，別入跟中，
以上腨內

1.起於小指下，邪走足心，
出於然谷之下

足下熱而痛

腎經經脈循行與病候對照圖

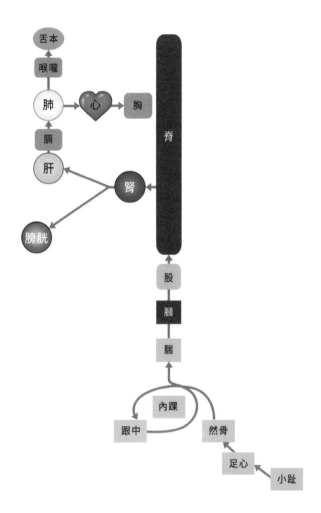

腎經經脈捷運圖

參酌前圖可以看出腎經病候大致與循行相符，是動病與所生病彼此也有分工與互補。

深綠色「是動病」，集中在臟腑區域，病情較為嚴重，主要是臟腑疾病，包括腎臟與腎經所連結的肝、肺、心等四臟功能明顯失調有關，偏於重症病人。

淺綠色「所生病」，沿著腎經循行分佈，有三個特色：1. 有內在臟腑病候但病情較輕。2. 補充了舌咽部病候。3. 下肢病候可視為是動病「骨厥」的詳細說明版。

整體而言，腎經病候有兩大類：一類為腎臟及腎經循行所過病候，此為所有經脈病候的共同情況。二為其他臟腑病候，其中「所生病」病候較輕，屬於腎與該臟腑交互作用的結果，「是動病」病候較嚴重，是為久病及腎的現象。以下分三個部位各別說明：

一、下肢腰背部

1. 骨厥

腎主骨髓，氣血阻滯就出現骨髓部位循環不良的寒冷、痠痛、麻木等症狀，這種冷痛麻木感部位通常較深，即使穿了厚重衣物也難以明顯改善。

在十二條經脈病候中，肺經與心經出現「臂厥」手臂氣血阻滯而有冰冷、麻木及疼痛等不適；胃經出現「骭厥」小腿部位氣血阻滯，循環不良而出現寒冷、痠痛、麻木的症狀；膀胱經有踝厥、膽經有陽厥等，可見厥症通常出現在經脈所過部位。

腎主骨，《內經》有「骨痹」之證：「風寒濕三氣雜至，合而為痹也。⋯⋯以冬遇此者為骨痹。」外在的風寒濕邪氣入侵身體，尤其關節部位，導致氣血痹阻疼痛。腎在四季歸屬冬季，所以冬天遇到這種情況就稱為骨痹。如果「骨痹不已，復感於邪，內舍於腎」，即骨痹久病未癒，再被邪氣侵襲，風寒濕邪氣就會循著經絡深入而留駐在腎臟，稱為「腎痹」，「腎痹者，善脹，尻以代踵，脊以代頭」就是骨關節嚴重變形出現佝僂駝背現象。

骨厥為氣血阻滯而出現冷痛麻木感的疾病，骨痹是風寒濕邪氣痹阻於骨關節處，病情較為嚴重，當發展到腎痹出現骨關節嚴重變形，則類似現代的類風濕性關節炎。

2. 脊股內後廉痛、痿、厥，足下熱而痛

脊椎、大腿骨後側和足心都是腎經循行經過的部位，出現疼痛、痿弱無力，還有溫度感覺異常，如脊股內部冷感，足下熱感等。由於腎藏陰陽水火的特質，所以病情常兼有寒熱現象。

【痿證：下肢無力】《內經》有關「骨痿」的論述：「腎主身之骨髓……腎氣熱，則腰脊不舉，骨枯而髓減，發為骨痿。」

「有所遠行勞倦，逢大熱而渴，渴則陽氣內伐，內伐則熱舍於腎，腎者，水藏也，今水不勝火，則骨枯而髓虛，故足不任身，發為骨痿。」

指出腎臟有熱會煎灼骨髓，一旦骨髓枯虛會導致下肢痿弱無力，難以支撐。骨痿證類似現代嚴重的骨質疏鬆症。

【厥證：足下熱而痛】厥證有兩種，一種以氣機逆亂，升降失調，氣血陰陽不相順接為主要病機，出現突然昏倒，不醒人事的「昏厥」現象；另一種為陰陽氣衰所致的肢體與手足溫度異常，如《內經》說：「陽氣衰於下，則為寒厥；陰氣衰於下，則為熱厥。」

「熱厥之為熱也，必起於足下者」，人體下部陰氣衰的熱厥從腳下方開始熱起。本經的足下熱而痛之證類似熱厥。

「寒厥之為寒也，必從五指而上於膝者」，下部陽氣衰的寒厥從足趾向上冷到膝部。本經的一般厥證類似寒厥。

3. 嗜臥

「嗜臥」通常有兩種情況：一種來自腎主管部位功能的異常，如前述之骨厥，脊股及足下寒熱等，全身骨頭痿弱無力，只好長期躺臥休息。

另一種來自腎陽不足，如《傷寒論》少陰病提綱證：「少陰之為病，脈微細，但欲寐也。」陽氣喜動，陰氣喜靜，脈微細表示陽虛陰盛，陽氣不足就懶得活動，陰氣偏盛就常常想睡覺。

二、臟腑

腎經連結腎、肝、肺、心四臟及膀胱腑，平日共享資源，如果其他臟腑久病，就會累及於腎，所以相關臟腑的一般性疾病、嚴重病變，以及多臟腑同病的情況，都會出現在本經病候中。

前文提過，腎經經脈原文只敘述體腔內的循行路線，其實腎經經穴在人體胸腹部的分佈都在最接近中線的位置。除了與其他臟腑連結關係之外，依據中醫「經之所過，必治其病」理論，腎經本身在體表所經過的位置可以「就近」治療胸部及腹部的疾病。

1. 與腎有關的症狀

● 「氣不足則善恐，心惕惕如人將捕之」：腎主恐，心主神，當心腎之氣不足之時，容易產生莫名驚恐，心悸而慌亂失神。

● 「骨厥」：如前述，腎主骨，腎病則骨髓亦病。

● 「飢不欲食，面如漆柴」：腎陽可以暖土，幫助脾胃功能。當出現腎病，腎陽無法助土，脾胃功能也跟著失常，胃無法受納，

脾無法運化，雖然有飢餓感卻吃不下，長期缺乏營養，時間久了，後天之本的脾胃也跟著生病，不僅自身難保，還無法回饋腎臟，甚者加重腎病，先後天同病，出現面形枯瘦、面色黯黑等。

黑色是腎的顏色，面部出現本色，算是腎病危重症狀之一，因此洗腎病人常出現面色黯沉、皮膚乾燥、營養不良的倦怠狀況，即與此有關。

● 「黃疸」：古代所述黃疸症狀跟現代理解差不多，大都指目黃、皮膚黃、小便黃等。中醫認為「無濕不成疸」，必須有濕濁在體內停留的前提，再與邪熱或寒邪相併，才會出現黃疸之證，所以濕濁是黃疸病發生的必要條件。

十二條經脈病候中，只有脾經與腎經出現「黃疸」。五臟的五行對應中，脾土能制水，屬於剛性的直接治水法；腎水能主水，屬於軟性的引導治水法，兩臟通力合作就能清除體內濕濁。若脾病不能制水，腎病不能主水，兩臟同病就讓濕濁趁機停滯在體內而出現黃疸。脾胃皆屬土，《內經》指出腎主水功能失調，不僅影響脾而出現黃疸，也會影響胃而出現水腫：「腎者胃之關也，關門不利，故聚水而從其類也，上下溢於皮膚，故為胕腫，胕腫者，聚水而生病也。」這裡指出腎與胃有一個特別關係「腎為胃之關」，胃掌管大小腸，食物消化後的無用之物會從前陰與後陰這兩個門戶排出，由於腎掌管前後二陰，所以腎就成為胃能否

將排出物順利排出的關口。如果腎臟功能失調連累至胃，導致二陰關門失常，水濕積聚，就會出現皮膚水腫的情況。

●「腸澼」：也有兩種，一種為「痢疾」，由於體內濕熱毒邪積滯於腸內，自腸道瀉出垢膩黏滑液體，嚴重者會出現膿血。另有一種為「大便出血」。腸澼病名首見於《內經》，病因病機敘述為：「食飲不節，起居不時者，陰受之。……陰受之，則入五藏。……入五藏則䐜滿閉塞，下為飧泄，久為腸澼。」可見本病與飲食起居失調有關。

《傷寒論·少陰篇》也有大便出血及大便膿血的條文：

少陰病八、九日，一身手足盡熱者，以熱在膀胱，必便血也。

少陰病，二、三日至四、五日，腹痛，小便不利，下利不止，便膿血者，桃花湯主之。

少陰病，下利便膿血者，桃花湯主之。

少陰病，下利便膿血，可刺。

膀胱與腎相表裡，膀胱經的經別入於肛門，邪熱在膀胱而出現便血。病情再深入，腎臟直接受邪導致後陰關門不固而便血，若是病情持久難癒就會出現膿血，此時可用桃花湯或針刺法治療。

脾經經脈有許多病候與本經類似，也有相對病候，參閱下表。

	脾經經脈	腎經經脈
類似病候	舌本強	舌乾
	食則嘔，食不下	飢不欲食
	煩心，心下急痛	煩心，心痛
	溏瘕泄	腸澼
	黃疸	黃疸
相對病候	不能臥 （身體皆重……體不能動搖）	嗜臥 （脊股內後廉痛，痿、厥，嗜臥）

2. 與肝有關的症狀

●「目䀮䀮如無所見」：兩眼視物非常模糊，甚至幾乎失明。肝開竅於目，肝腎同源，肝腎共病則無法提供肝血與腎精給眼睛。在胃經也討論過，眼睛需要水穀精微的滋養，長期「飢不欲食」，營養無援，視力當然越來越模糊。此病除了與肝有關之外，還可能與膀胱經、心經有關：

膀胱經：腎經經脈貫脊，經別：「別走太陽而合，上至腎，……復出於項，合於太陽。」腎經系統與太陽經相合而與目相關聯，膀胱經起於目內眥，入絡腦，腎藏精，精生髓，因此腦髓充盈也與視覺功能密切相關。

心經：腎經絡心，心主神志，與視覺的專注力有關。

3. 與肺有關的症狀

●「欬唾則有血，喝喝而喘，坐而欲起」：肺經病候本來就有「欬，上氣，喘喝，煩心，胸滿」肺為氣之主，腎為氣之根，肺腎共同完成呼吸任務。但若肺腎功能同時失常，腎不能為肺納氣，就會出現嚴重咳喘，持續氣逆，痰中帶血，煩躁無法安坐等，症狀比肺經病候嚴重許多。

4. 與心有關的症狀

●「煩心，心痛」很容易理解，但什麼是「心如懸若飢狀」？心怎麼懸呢？這個症狀我是從病人身上了解的。某次病人描述病況說「覺得心下空空的」，邊用疑惑的眼神看著我，因為難以敘述那種真實感受。我一聽馬上想起「心如懸若飢狀」這六個字，問他：「是不是覺得心好像被吊起來，胃空空的，有點餓又不是真餓了？」病人遇到知音，張大了眼睛，點頭如搗蒜，覺得醫生很厲害，殊不知真正的高手是《黃帝內經》。這是心臟氣血虛弱且累及腎臟的結果。

三、頭面部

●「口熱，舌乾，咽腫，嗌乾及痛」是腎經「循喉嚨，挾舌本」

路線上出現熱性病證。無論心火、肺熱、肝火或腎虛火，都會出現這些症狀，因此也可視為四臟有熱時的外顯症狀。

 中醫師不傳之祕：
木防己湯證與腎經病候相對應

在《金匱要略‧痰飲咳嗽病脈證並治》中，木防己湯主治「膈間支飲，其人喘滿，心下痞堅，面色黧黑，其脈沉緊，得之數十日，醫吐下之不癒」。木防己湯的證候與本經病候有許多類似之處，請參閱下圖。

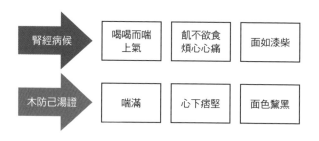

木防己湯治療膈間支飲，水結在胸肺，導致喘滿等症候，特別是「面色黧黑」，代表水邪深結之色，這與腎主水色黑概念一致。若以腎經經脈來看，本病就落在心肺這條循行路線上，所以其見證與腎經病候相似。

木防己湯是一個有趣的方子，只有四味藥：木防己、桂枝、人參和石膏，卻包含治療心臟疾病的所有思路。本證主要為水飲結於心下，木防己主要功用就在利水化飲，其餘三味藥性質虛實寒熱並用，涵括了心臟疾病的虛實寒熱證候，如桂枝溫陽補虛，人參益氣補虛，石膏清熱瀉實。臨床上只要見到面色黧黑的心臟病人運用此方治療，隨著水飲的化開，原本黧黑的面色也會逐漸「掉色」而慢慢轉紅。

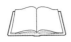 ## 中醫師不傳之祕：腎經治療聲音沙啞之外，還能治療吞嚥困難

一位八十多歲的爺爺手術後吞嚥困難，連水也沒辦法喝，家屬非常焦急，趕緊向中醫求救。經過兩個多月的針灸治療，爺爺可以緩慢地喝水及進食流質食物。當時治療的主用經絡就是腎經。

腎經經脈「挾舌本」，腎經經別「繫舌本」，舌本是腎經系統唯一抵達面部的部位，可見腎經對它的重視程度。脾經經脈「連舌本，散舌下」與食物的攪拌和吞嚥有關，所以舌本不僅如前所述與發聲有關，也與吞嚥機能有關。本經病候「口熱，舌乾，咽腫，嗌乾及痛」，其實都會影響吞嚥功能。在奇經八脈系統裡，肺經的列缺穴及腎經的照海穴是治療胸膈與喉嚨疾病的最佳拍檔，

我們常用來治發聲與吞嚥病症，效果不錯。

　　《傷寒論》在少陰病有一段內容專門討論「咽痛」。個人認為《醫宗金鑑》版本較能看出少陰咽痛的疾病動態變化及因應處方：由「甘草湯」到「桔梗湯」，接著治療咽中痛的「半夏散及湯」，然後是最嚴重的咽中痛生瘡，不能語言，聲不出者以「苦酒湯」治之，辨證施治由淺入深，這種排列組合對於初學者是一大便利，也是做為教科書重要考慮點。

中醫師不傳之祕：
腎經最擅長治療的病竟然不是腎病？

　　大家看到「飢不欲食」可能會覺得奇怪，五臟之中，腎經唯獨沒有連結脾臟，也沒經過胃，為什麼還會出現「飢不欲食」這種脾胃病呢？前文說過，根據大陸學者的統計報告，腎經穴的常用功效中頻率最高的是「健脾和胃」，學者的解釋是「腎經行經腹部，與前陰、胞宮、脾胃相關聯」。

　　除了腎經循行所過之外，還有一個與臟腑功能有關的因素。腎的五行雖然屬水，但腎是人的先天之本，人是陰陽的共同組合體，腎中就存有人體生長發育中非常重要的元陰和元陽，元陰又稱「腎陰」，屬水，元陽又稱「腎陽」，屬火，所以中醫稱腎為「水

火之臟」。

　脾、胃是人體內的廚房，負責烹飪食物。食物煮熟後比較能夠吸收，要煮熟食物當然非火不可，火從哪裡來？除了靠脾胃的陽氣之外，還須仰賴屬火的腎陽幫忙溫煦，使脾能健運，胃能腐熟水穀運化。脾胃為氣血生化之源，後天之本，腎所藏的精來源於脾胃持續運化的水穀精微。所以腎臟與脾胃分屬於人的先天之本與後天之本，二臟相互影響，互相為用。

　如果腎陽不足，無法提供脾胃所需的火力，中醫稱為「脾腎陽虛」，脾胃功能失常就會出現「飢不欲食」，無法運化的情況。「脾腎陽虛」也會導致水濕運化代謝失常，濕邪停留體內時間久了，與其他邪氣結合，百病叢生，本經病候中「黃疸、腸澼」都是其中之一。臨床上還有一個與此相關的疾病稱為「五更瀉」或「黎明瀉」，通常是在五更時分，即天將亮時發作的急性腹痛，腹瀉之後，腹痛也就跟著緩解。四神丸是專治五更瀉的效方，運用補腎陽的補骨脂為主藥，可見腎陽對脾胃陽氣之影響力。

二、腎足少陰之正（經別）

　　本經別路線是經脈的快捷版，以膕窩為起點，主線直達腎臟，並以腎為中心，橫向淺出體表連屬帶脈，縱向深入體腔直繫舌本，顯現「膕—腎腰—舌項」為腎經系統的重要部位。依據所經部位，這條路線可稱為「膕腎帶舌項線」。

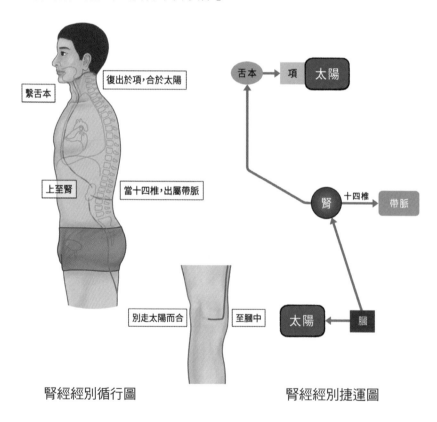

腎經經別循行圖　　　　　　　腎經經別捷運圖

腎經經別──循行特色

腎經經別 《內經》原文	說明
4. 復出於項，合於太陽	從舌根部向後到項部，再淺出合入足太陽經
3. 其直者，繫舌本	其直行支脈繼續上行，聯繫舌根
2. 上至腎，當十四椎出屬帶脈	上至腎臟，在十四椎（第二腰椎下）淺出，歸屬於帶脈
1. 至膕中，別走太陽而合	本經別在膕窩分出後，向外側走與足太陽經相合

本經經別循行可分三部位：

● **下肢部**：本經別從膕窩分出來，並與膀胱經相合。四總穴「腰背委中求」，最善於治療腰背疾病的委中穴位於此處，可見本經別的重點在於腰背區域。

● **腰背部**：本經別在十四椎淺出，歸屬於帶脈，一方面局部保護腎臟，一方面向外增加橫向連線，幫助腎經維持腰部的力量，且與少陽經建立特殊的連結關係。

● **舌項部**：由於腎開竅於耳，本經別繫舌本，之後沿著下頜骨下方，通過耳朵下方，最後到達項部，從此處淺出合入太陽經。

綜合來看，腎經經脈在人體後面循行貫脊，前面循行近中線，前後夾行於人體的中間部位，透過本經別出屬橫行的帶脈，不僅在十四椎處連結督脈，向前到腹部連結任脈，協助腎統籌人體陰陽的特殊能力，此外還增加與少陽經的關係，有助於腎開竅於耳功能的掌控。

本經的直行脈加上帶脈的橫行脈，縱橫交錯，以十字型的方式涵蓋，擴大本經系統分佈範圍，再加上於膕窩及舌本橫向連結太陽經，讓腎經系統得與陽氣充足的督脈和足太陽經建立更緊密的關聯，並透過在人體腰背部三大重要部位（膕、腰、項）的橫向聯繫，讓腎經系統更加穩固，更有效力。

本經別有兩大特色

1. 未連結相表裡的膀胱腑

一般經別著重於加強相表裡臟腑的內在聯繫，但本經別並未連結膀胱腑，而是在下肢膕窩和頭項部「合太陽」。這種情況除了本經經別之外，還出現在其他經別，可參閱下表。

經別	聯絡臟腑	所合經脈	增加部位
脾經	─	合於陽明	─
心經	屬於心	─	出於面，合目內眥
腎經	上至腎	合於太陽	當十四椎，出屬帶脈
肝經	─	合於少陽	─
三焦	下走三焦	─	別於巔

　　五臟的經別唯有肺經連結大腸，其餘多數合於相表裡經脈，唯獨身為君主之官的心與先天之本的腎，這兩條經別增加連結部位，如心經經別循行面部，成為「心之華在面」的結構基礎。腎經則於後文介紹。

2、增加橫向連結

　　本經別最特別的是增加多個橫向連結，包括：在膕窩與頭項合於太陽經，在腰部十四椎出屬帶脈。

合於太陽

　　腎經經別在膕窩以及項部合入膀胱經，這條路線讓腎經得以精簡快速地合入「背景雄厚」的膀胱經，享用膀胱經的豐沛資源。

橫向路線有兩條：

第一條路線： 從膝關節後側膕窩處橫向合入膀胱經，這條路線會連結腎經合穴「陰谷穴」與膀胱經合穴「委中穴」，成為實力堅強的膕窩「合穴聯盟」。

腰為腎之府，腎經貫穿脊椎，膀胱經護衛脊椎旁的大片肌群，然而四總穴指出「腰背委中求」，善治腰背疾病的是膀胱經委中穴而不是腎經陰谷穴。探究其理，《內經》說「腎有邪，其氣留於兩膕」，膕窩與腎關係密切，這個合穴聯盟強化了委中穴治療腰背所有結構疾病的能力。

第二條路線： 從舌根部向後到項部，再淺出合入足太陽經。

腎經經脈貫穿整個脊椎，最高處應會抵達第一頸椎。本經經別從舌本抵達後項，大致在第一頸椎旁邊。所以腎經經別從項部兩側補強腎經貫脊的路線，同時也再度加強舌本與脊椎的聯繫。若將兩側經別合併加上腎經，剛好環繞頸部一圈，由此顯示經別具有圓形環繞的特色。

參酌膀胱經經筋「上項，其支者，別入結於舌本」包覆項部與舌本，可視為對於腎經經別的保護。若問為何要特別保護這條經別？

試想腎經經脈後行路線「貫脊」，前行路線「挾舌本」，兩者藉由經別連成一體，並合入膀胱經，除了加強腎經對於舌咽的

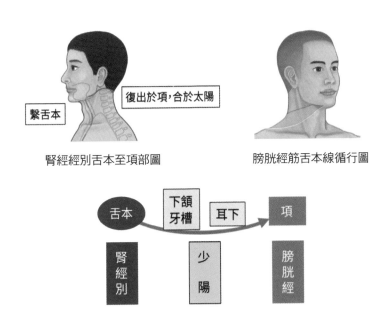

腎經經別舌本至項部圖　　　　膀胱經筋舌本線循行圖

管理之外，還增加與膀胱經所過的頭面五官連結，另方面也搭其便車入於腦部，與大腦神經如舌咽神經等建立連結。

　　腎臟本身主骨主髓，腦又為髓海，理論上腎經應該與腦相連才能管理腦髓。但是身為先天之本的腎臟要管理的事情實在太多了，不可能事事躬親，所以具有高 IQ 的腎臟，在面對是要「連接腦部」或是「連接肝肺心」的難題時，做了非常睿智的選擇：「連接肝肺心」的工作無人可以取代，得親自出馬，而連接腦部的工作可以交給相表裡且忠心耿耿的膀胱經。聰明的腎臟總會為我們做出最佳安排。

若將兩側從舌本沿著下頜骨和耳下的經別路線合併來看，類似一個圓弧形，這又呈現出腎的環繞特質。

出屬帶脈

本經別到腎，再從十四椎處也就是第二及第三腰椎中間走出來連屬帶脈。

為什麼稱為「帶脈」？奇經八脈篇介紹過，人體多數的經脈都是上下縱向而行，帶脈是唯一橫向運行的經脈。它位於腰腹之間，左右橫向環繞身體一圈，好像束帶將身體圈住，所以稱為「帶脈」，也是護衛腰脅部沒有骨骼支撐的部位。

《卷三・脾經》介紹過帶脈作用，如果將縱行的經脈比喻成筷子，帶脈就是把這些筷子捆在一起的橡皮筋，所以帶脈有統束全身直行經脈的作用。要達成這項任務，就不會是單獨一條經脈，而是分化出許多支脈，分佈人體諸多部位，一起約束諸脈。

腰為腎之府，腎經在腰背部並無自己的穴位，但是位於十四椎督脈的命門穴和十四椎旁膀胱經的腎俞穴都是腎臟功能的代表穴位。本經別就從十四椎命門穴處淺出，歸屬於帶脈。十四椎也是帶脈的始點，由此向兩側身體環繞一圈。

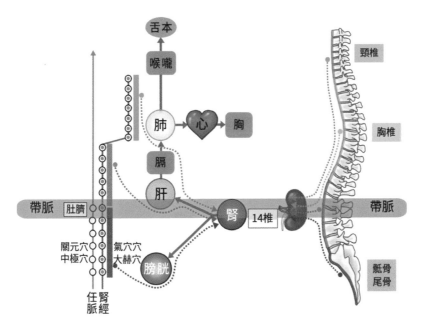

舌本

喉嚨

肺　　心　→　胸

膈

肝

帶脈　肚臍　　　　　　　　腎　14椎　　　　　　帶脈

關元穴　　氣穴穴
中極穴　　大赫穴

膀胱

任　腎
脈　經

頸椎

胸椎

骶骨
尾骨

腎經胸腹部循行的可能方式圖　　　　　脊椎屬腎的可能方式圖

　　帶脈是厲害的經脈，高 IQ 的腎經經別「出屬帶脈」當然有不少利益。歸納為以下四項：

　　第一、主要任務就是保護腎臟，以及腎經與脊椎和胸腹經穴的連結線。

　　經脈篇介紹過，腎經腰背部的外行路線與體內的內行路線都在十四椎的高度連結到腎臟，因此帶脈特別保護十四椎這一圈。

　　雖然膀胱經系統已經提供腰背部堅強的保護，但是對於人體重要部位的照護永遠不嫌多，縱行的膀胱經加上橫向的帶脈，提

供滴水不漏的防護。加上腰為腎之府，憑藉帶脈環繞身體一周的力量，還能幫忙固攝腰脊部的結構，加強支撐力。

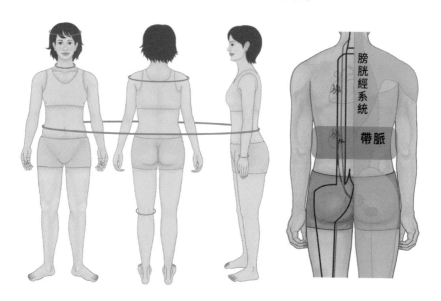

帶脈（紫色圓圈）分化出許多支脈　　　　膀胱經系統與帶脈加強防護腰部

第二、由於帶脈是唯一橫向環繞的經脈，責任重大，個人推測，帶脈也有類似經脈與經筋的結構並行。如《卷三》介紹帶脈在腰部為圓弧形路線，腹部則沿著盆腔結構呈現 W 型，並於肚臍處交會任脈（後文會詳述）。W 型路線是為了配合相交會的脾臟募穴章門穴和膽經五樞穴、維道穴等，屬於經脈路線。帶脈的經

筋路線以寬版的大圓形結構環繞身體一周，其中當然包含 W 型路線。整體而言，本經別透過帶脈連結腎臟與任督二脈，為腎臟與奇經八脈系統建立重要的結構基礎。督脈為陽脈之海，任脈為陰脈之海，腎藏陰陽，帶脈也為腎連結所有陽經與陰經，交通陰陽。

第三、透過環繞一圈的帶脈，讓原本只分佈在人體前後縱行的腎經延展出一條橫向的圓形路線，並順道交會分佈在人體側面的足少陽膽經，如此一來就能全面包覆人體，功能如虎添翼，讓腎經除了能治療人體前面、後面疾病之外，還具治療側面疾病的能力，此項特質也提供臟腑通治通經法「少陰少陽為樞」的經絡基礎。

中醫傳統治療則有「前病後治」、「上病下治」等，有了「少陰少陽為樞」的通經關係，我們在臨床治療時增加了中間有病治旁邊、旁邊有病治中間的「中病治邊」治則，成效不錯。

第四、橫向的帶脈不僅幫助脾經向上提升的力量，也加強保護腎臟與腎經，透過帶脈將脾、腎兩個系統連成一體。另外，脾經經筋的簍子「內著於脊」，腎經經脈「貫脊」，重點都在脊椎處，帶脈也就成為保護此區的特殊經脈。

帶脈與脾經簍子功能相輔相成，腎經在胸腹部連結多個臟腑，

透過帶脈加強與脾經的關係，全權委由脾經系統代為保護緩衝及
固定位置。

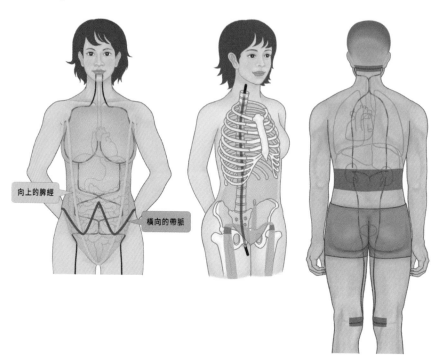

帶脈與脾經的關係　　　脾經經筋（藍色）與　　腎經經別所形成的
　　　　　　　　　　　　腎經（黑色）關係圖　　　三個圓圈結構

　　本經別三個橫向連結，若將雙側合併來看都是圓形路線。透
過腎經經別，將腎經經脈上三個重要部位：膕窩、腰部十四椎和
舌本頭項，形成三個圓圈以加強聯繫與固攝防護。

小結

整體來看，腎經經別協助經脈加強人體前後的連結關係：

1. 透過膕窩與項部循行：重點連結腰部脊椎和腦部，可視為腎經經脈外行路線的濃縮版，鎮守軀體上下的門戶。

2. 透過出屬帶脈：重點聯繫前後部位，可視為腎經經脈內行路線呈現於體表的外現版，保護位在體內的五臟六腑。

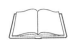 **中醫師不傳之祕：帶脈與腎經的關係**

有關帶脈循行，雖然在奇經八脈已討論，但因其與腎經經別關係密切，故在此篇章加以詳述。帶脈首見於《內經》：「足少陰之正，至膕中，別走太陽而合，上至腎，當十四椎，出屬帶脈。」之後《難經》說：「帶脈者，起於季脅，回身一周。」明代李時珍在《奇經八脈考》註明交會的穴位：「帶脈者，起於季脅足厥陰之章門穴，同足少陽循帶脈穴，圍身一周，如束帶然，又與足少陽會於五樞、維道，凡八穴。」

依據典籍敘述，帶脈循行有兩種說法：一是當十四椎而出，另一起於季脅。依據前文，帶脈屬於早期經脈系統，十四椎位於人體中線，因此應該從十四椎而出。季脅應是後來經脈穴位發展

完備之後才與章門穴相交會。將這兩種說法併用，帶脈循行會更完整。以下將帶脈分為背線和前線，請參閱下圖。

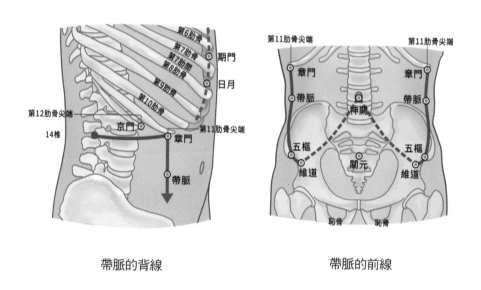

帶脈的背線　　　　　　　　　　帶脈的前線

● **背線（藍線）**：從十四椎到季脅的路線。

個人推論，依據前述奇經八脈理論，帶脈比腎經早出現，早期的帶脈從督脈出發，向兩側腰腹部環繞一周。等到腎經出現後，十四椎是帶脈後期的起始點，腎臟也位於十四椎附近，腎經經別為了與帶脈合作以加強保護腎臟，特別在十四椎淺出連接帶脈。

● **前線（紫線）**：銜接兩側季脅的路線。分成有文字敘述的「顯性路線」與無文字敘述的「隱性路線」。

顯性路線：起於季脅處屬於肝經也是脾臟募穴的章門穴，直下交會與肚臍等高處的帶脈穴，再循著膽經走向前下方進入骨盆，交會髂前上棘（ASIA）內側的五樞穴和維道穴。

隱性路線：依據帶脈「圍身一周，如束帶然」任務，前述顯性路線止於維道穴是無法環身一周的，唯有從維道穴連到人體中線，兩側帶脈合併時才能圍成一圈。人體中線最佳部位應是肚臍的神闕穴，由於此穴與帶脈穴等高，雙側連結剛好通過髂嵴處，宛如腰帶般的約束人體。帶脈與其他經脈的型態也如地球的經緯度，這可算是天人相應的一種呈現吧。

前線的顯性和隱性路線共同形成 W 型路線，就是前述帶脈的經脈路線。

大帶脈概念 1：主線從 T12 到 L4 代替肋骨固定腰部

帶脈後線與前線可連結成一條「大皮帶」：皮帶上緣從十四椎向前銜接雙側章門穴，下緣連接雙側維道穴，皮帶釦環就在任脈上，如此即完成名副其實的「帶脈」。

仔細看這條大皮帶（帶脈）上半部，主要部位正好位於肋骨下緣及髂骨上緣之間，即沒有骨骼的腰部，可見帶脈除了保護腎

臟，附著在肋骨與髂骨邊緣，也為保護及撐住這段沒有骨頭保護、較為軟弱的腰脅部。

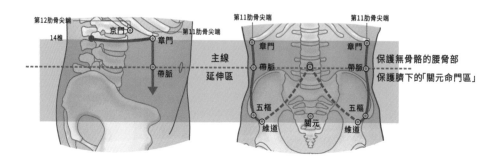

腰部的帶脈大皮帶

大帶脈概念 2：延伸區——保護臍下「關元命門區」

　　總論介紹過，腎元藏有人體發展的藍圖，腎間動氣是實現藍圖的急先鋒，等到臟腑經絡發展成熟時，就將任務交棒給腎臟，奇經八脈一員的帶脈也是因應腎為先天之本，腎經分佈人體前後特質而預先準備的。

　　腎經經脈「貫脊，屬腎」所有脊椎都與腎臟連結，此連結線總和就在十四椎附近。腎經經別從腎臟淺出到十四椎，極有可能沿著脊椎與腎臟的經脈連結線。十四椎為督脈的命門穴，此穴顧名思義為「生命之門」，兩旁為腎俞穴，符合腎主先天的特質，

是為腎臟與腎經系統的重要門戶，透過此脈建立腎經與督脈的關聯，因此《內經》才指出陽明與衝脈皆屬於帶脈，而絡於督脈。

總論篇討論「命門」的位置，參考本經別在十四椎出屬帶脈的路線來看，從命門穴旁開到兩側腎俞穴之間的位置是為「命門區」，腹部相對應位置約從肚臍神闕穴到關元穴，這兩個區域正是先天之精與後天之精互相補充的部位，兩者相合也是腎間動氣所在的「關元命門區」，可見大帶脈關鍵的任務是要保護這個重要區域。

帶脈從督脈而出，延伸到季脅章門穴，再度加強脾腎兩經的關係。從章門穴下行交會於膽經的帶脈穴、五樞穴和維道穴。有關帶脈交會穴主要是膽經三穴（簡單口訣：帶五維），對於章門穴則有不同說法，個人認為應該納入章門穴。本段循行一方面建立脾經與膽經的連線，另一方面也將腎經、督脈、脾經與膽經都帶入骨盆，最後還讓督脈與任脈這對牛郎織女在神闕穴相會。

曾有跟診醫師詢問，帶脈與膽經都能讓身體轉動，異同為何？
真是個好問題！
帶脈本身具有環狀約束的力量，不僅保護沒有骨骼的腰脅部位，也分化出諸多分支來保護穩住人體所有部位。帶脈是早期的

結構，未與內臟連結，因此位於體表，環繞身體一圈。這個看似呼拉圈的型態，重點不僅在轉動，更是協助腎經連結人體的陰陽，協助脾經的升清功能和固定臟器。因此帶脈與脾腎經合作目的在於維持常態性的連結與固攝能力。

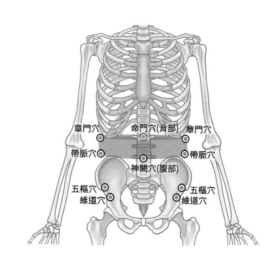

至於膽經循行於人體脅肋部位，類似人體的拉鍊，連結正面的陽明經及背面的太陽經，共同形成人體的防護與運動系統。膽經連結膽腑，分佈在人體側面，膽經屬於少陽經，「少陽為樞」具有樞轉特質，平時維持膽腑功能，當身體活動需要維持順暢轉動時，膽經就會與環繞身體一圈的帶脈合作，因此帶脈的三個交會穴「帶五維」都位於膽經。

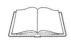 **中醫師不傳之祕：帶脈失常與腎經的關係**

有關帶脈病候的經典論述有二：

一、《素問‧痿論》：

帝曰：如夫子言可矣，論言治痿者，獨取陽明何也？

岐伯曰：陽明者，五藏六府之海，主潤宗筋，宗筋主束骨
　　　　而利機關也。

　　　　衝脈者，經脈之海也，主滲灌谿谷，與陽明合於
　　　　宗筋。陰陽總宗筋之會，會於氣街，而陽明為之
　　　　長，皆屬於帶脈而絡於督脈。故陽明虛則宗筋縱，
　　　　帶脈不引，故足痿不用也。

　　黃帝詢問治痿獨取陽明之理。岐伯先說明與宗筋有關的經脈
系統，包括陽明主潤宗筋，衝脈主滲灌谿谷，與陽明會於宗筋。
依據《內經》說法，衝脈在胸腹部併入腎經，所以陽明及衝脈這
兩條縱行經脈，還應包括腎經，三脈都由橫向的帶脈約束，而總
絡於督脈。

　　宗筋功能主要是束骨而利機關，一旦陽明虛則導致宗筋縱弛，
也會連累帶脈不引。《卷三》介紹過，如果把W型態的帶脈放到

脾經的簍子結構上，會發現帶脈位在脾經簍子結構中，宛如脾經
簍子的另一條縫合線，協助脾經向上升提的力量。「引」字在《說
解字》指「開弓」，含有撐開之意。帶脈宛如脾經簍子另條縫合
線，此線當然需要撐開才有升提力。帶脈不引不僅無力約束陽明
及衝脈，還會影響脾經和督脈功能，出現下肢痿弱情況。

二、《難經‧二十九難》：

「帶之為病，腹滿，腰溶溶若坐水中。」參考《金匱要略》
腎著湯證「腎著之病，其人身體重，腰中冷，如坐水中，形如
水狀，反不渴，小便自利，飲食如故，病屬下焦，身勞汗出，
衣裏冷濕，久久得之。腰以下冷痛，腹重如帶五千錢，甘薑苓
朮湯主之。」與《難經》所述類似，可見本證主要為腹滿，腹重
如帶五千錢，腰以下冷痛，如坐水中，形如水狀。腹部與腰部都
屬於帶脈所經部位，符合「經之所過，必致其病」。詳文以下探討。

從《內經》與《難經》，甚至《金匱要略》都可見到帶脈失
常與腎經的密切關係，這也印證腎經經別「上至腎，當十四椎，
出屬帶脈」循行路線。

中醫師不傳之祕：帶脈失約的證治思考

帶脈失去約束力，除了出現前述病證之外，還有婦科疾病。古稱「帶下醫」代表婦科醫師，「帶下病」廣義指帶脈以下的婦科疾病，狹義指陰道分泌物異常疾病，如白帶等。

奇經八脈中的督脈、任脈與衝脈都起於胞中，同出會陰，稱為「一源三岐」，通過骨盆腔的帶脈將之約束在一起，這也讓帶脈得以治療婦科帶下疾病。

對於女性來說，帶脈無力與經帶胎產異常有關，例如生理期血難出，停滯於胞宮，或是懷孕胎兒過大、生產過程時間過長等，都會拖累帶脈，同時也會影響脾主升提功能。

狹義的帶下病，古云「無濕不成帶」，五臟功能中，脾屬土主袪濕，腎屬水主管水，因此本病除了帶脈失約之外，主要還是來自於脾腎主水濕功能異常。

1. 腰溶溶若坐水中的腎著湯證

為了方便比對，將《難經・二十九難》與《金匱要略・五臟風寒積聚病脈證並治》內容分列如表：

		《難經》帶之為病	《金匱要略》腎著湯證
證候	身體		身體重
	腹部	腹滿	腹重如帶五千錢
	腰部	腰溶溶若坐水中	腰中冷，如坐水中，形如水狀 腰以下冷痛
診斷	病因		身勞汗出，衣裏冷濕，久久得之
	鑑別		反不渴，小便自利，飲食如故，病屬下焦
治療	處方		甘薑苓朮湯（腎著湯）

由此表看出《金匱》的腎著湯證是《難經》帶脈病的延伸。

腎著湯證重點，在腹部為滿、重，在腰部為濕、冷、痛。本病因身勞汗出，衣裏冷濕，寒濕由外而內，久留而得之，這種情況常出現在戶外勞動者，例如農民及營建工人等。

本病來自於寒濕停滯，尚須鑑別所在病位：若口渴、小便不利、飲食難進，表示水濕停蓄在中焦，屬於痰飲類疾病，可用苓桂朮甘湯等方治療；若反而不渴，小便自利，飲食如故，表示水濕停蓄在下焦，可用腎著湯治療。

腎著湯方證特色

組方比例：甘草、白朮：乾薑、茯苓 ＝ 2：4，可見寒濕為重點。

病因病機：中焦寒濕下著於下焦腎府，腰為腎之外府，病並未及腎臟。

治則特色：脾腎兩治，健脾除濕，溫腎散寒，以補土來制水。

從經絡臟腑關係來看，帶脈連結脾腎兩個系統，本證雖是腎著湯證，處方卻以脾經用藥為主，這是因為本證病本在脾臟，由於脾虛導致帶脈受累，因此從病因論治。

下圖比較治療下焦疾病的腎著湯與上中二焦的苓桂朮甘湯病因病機，以及臨床取穴。乾薑與桂枝一進一出，改變了病位與病候，此乃經方奧妙之處。

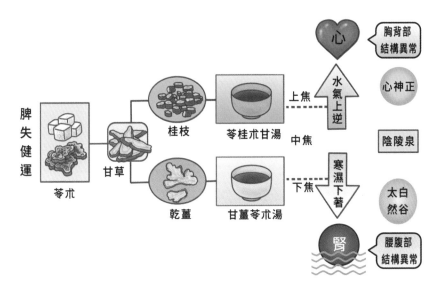

2. 婦科帶下疾病

　　帶下本非疾病，女性陰道內本來就有少量透明無臭味的分泌物，以潤滑及保護陰道壁的黏膜，是正常生理現象，但若帶下的量、色、質、味異常，則為帶下病。帶下病的病理特色是「無濕不成帶」，病因病機主要因脾腎功能失常，加上小腸泌別清濁的功能失調，導致濕邪停滯，損傷衝任，帶脈失約而出現本病。歷代有許多治療帶下處方都可參考。

帶脈失約檢查重點

- **檢查部位**：環繞腰腹部一圈的肌肉張力及肌膚溫度。
- **推動下腹部肌肉**：有水氣的波動感，可區分虛證與實證：

  虛證：肌肉鬆軟無力、皮膚涼感；

  實證：肌肉微緊偏腫、皮膚熱感、恥骨偏腫及有熱感。

三、足少陰之別（絡脈）

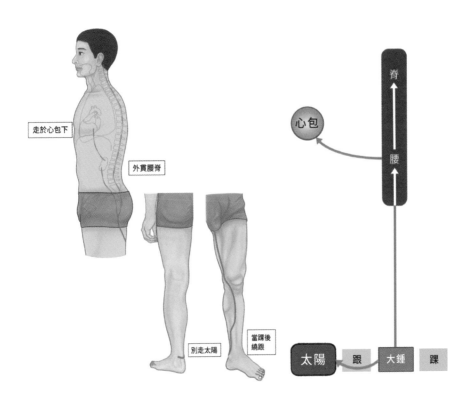

腎經絡脈循行圖　　　　　腎經絡脈捷運圖

腎經絡脈──循行及病候

　　腎經絡脈跟腎經經脈一樣有內行路線及外行路線，也與腎經經別一樣，有著路線簡捷但功能強大且「短小精悍」的特質，所以本絡脈和經別都可視為經脈的快車版。依據循行所過之部位，簡稱「大鍾包腰脊線」。

	腎經絡脈《內經》原文	說明
循行	2. 其別者，并經上走於心包下，外貫腰脊	有條支脈，與本經相并上行，走到心包下，外行路線則貫穿腰脊
	1. 名曰大鍾，當踝，後繞跟，別走太陽	足少陰腎經別出的絡脈，名叫大鍾，在內踝處，向後繞過足跟，別走對側的足太陽膀胱經脈
病候	1. 氣逆則煩悶	氣機逆亂上行，就會出現心胸煩悶
	2. 實則閉癃	實證，則出現小便排出困難，甚者點滴難出的病證
	3. 虛則腰痛	虛證，則出現腰痛

　　本經絡穴是大鍾穴，「鍾」也有寫「鐘」字，參考腎經經筋「邪走內踝之下，結於踵，與太陽之筋合」，踵是足跟之意，古文中踵與鍾字相通，宜用「大鍾穴」。

　　本穴位於內踝後下方，跟骨上方，跟腱附著部內側前方凹陷

處。跟骨與跟腱形成 L 型，大鍾穴正位於 L 型的凹陷處，因此稱
「大鍾穴」呈現出所在位置的特性。

　　腎經絡脈從足跟上方的「大鍾穴」向後繞過足跟，別走膀胱
經，加強腎與膀胱的表裡關係，完成絡脈的重要任務。

　　本絡脈另條支脈與經脈相併上行，到達軀幹部位分出兩條路
線：一條是內行路線，直達心包；另一是外行路線，貫穿腰部和
脊椎，再度呈現「腎主骨生髓」的特質。

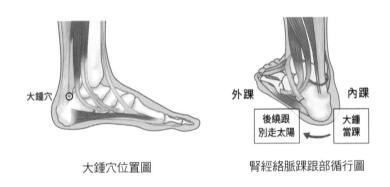

大鍾穴位置圖　　　　　　　　腎經絡脈踝跟部循行圖

　　腎經經脈最後已經注入胸中交棒給心包經，為什麼還要再次
連結心包？

　　首先，腎經經脈路線在人體前後彎曲行走，路線長且經過許
多臟腑，宛如火車停靠站越多，越容易發生各種意外，導致誤點
而銜接不利。腎經絡脈屬於高鐵的直達車，從腳跟直達心包，讓
腎經系統備有一條簡捷快速的交棒之路。

其次，在心包經討論過，心包經跟肝經一樣，擁有很強的行氣活血能力，尤其善於治療胃心胸疾病。腎經經脈循行到肝、肺、心和胸中，加上肝經經脈夾胃，所以本區域可概括為「胃心胸部位」。腎經經脈病候有「飢不欲食」，「煩心、心痛」，也可視為廣義的胃心胸疾病。腎經系統透過本絡脈借用心包經行氣活血，加強治療胃心胸的能力。另外本絡脈「走於心包下，外貫腰脊」，直接連結心包與腰脊，使得大鍾穴成為腎經系統中獨具行氣活血能力，且能同時治胸悶與腰脊痛的穴位。

本絡脈特色：行氣活血，通關過節

腎經絡脈所主的病候與循行經過的部位完全相符：

1. 走於心包下：氣逆則心胸煩悶。

2. 別走太陽經：實證則小便困難。這是腎經系統中唯一出現小便異常者。

3. 外貫腰脊：虛證則腰痛。

小便異常及腰痛都是腎經系統常出現的證候，也是最顯而易見的症狀。特別出現在絡脈病候中，讓具有行氣活血能力的大鍾穴，經由絡脈這條簡捷路線，如虎添翼，提供最快速的醫療。平

日可以按揉大鍾穴，為腎經行氣活血，通關過節，讓胸氣開闊，小便順暢，腰桿有力！

本條絡脈行經部位不多但卻很關鍵；病候不多，卻都對應到關鍵部位。請再多看一眼絡脈及病候圖，您發現了嗎？它其實是腎經經脈的濃縮版喔！簡而美！

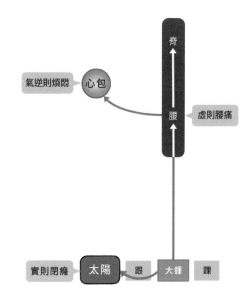

腎經絡脈循行與病候對照圖

 ## 中醫師不傳之祕：
腎經絡脈教導我們診治胸悶的秘訣

腎經經脈最後注入胸中交棒給心包經，所以心包經是腎經的下接經。也因為腎經流經心、肺兩臟，最後注於胸中，讓腎經成為臨床上治療心肺疾病及胸悶很重要的經絡。

另外，腎經為人體中軸，腎經經穴在胸腹部也分佈於最接近中線的位置，因此得以就近治療胸悶之症。

再從絡脈的連結關係來看，它將心包與腰脊直接連在一起，病候有煩悶，提示診治胸悶的另一個切入點：後面的脊椎會影響前面的胸部，亦即異常結構也會造成胸悶，這在臨床上很常見。因為肋骨銜接胸椎和胸骨，透過這樣的連結，讓前胸與後背成為生命共同體。脊椎骨看似很強壯，卻也容易受傷害，例如外傷或姿勢不良導致脊椎擠壓、錯位等，都會牽動前胸，壓迫胸廓空間而出現胸悶呼吸不順的情形。臨床治療胸悶時，除了選用善於治療心胸胃疾病的心包經從身體前側開胸理氣之外，還可加上腎經從身體後側調節脊椎，前後同治，效果更好。

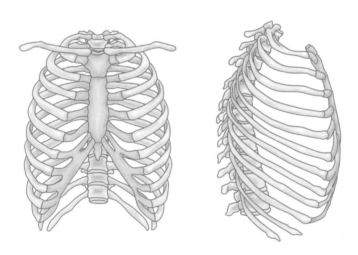

本絡脈前走心包，後貫腰脊
由於肋骨銜接胸椎和胸骨，脊椎異常結構會影響胸廓而導致胸悶

四、足少陰之筋（經筋）

　　腎經經筋循行較為精簡，與其他經筋系統不同之處，在於它不僅合入相表裡的足太陽經筋，還與足太陰經筋並行，形成特有的「三明治」結構。

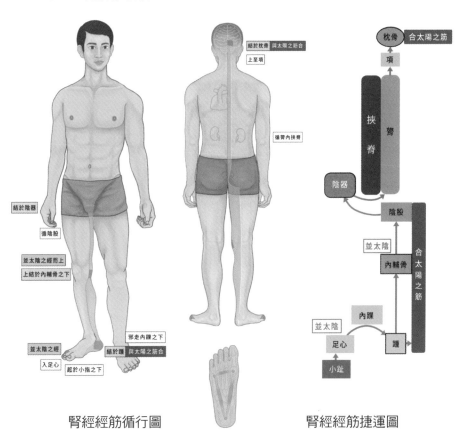

腎經經筋循行圖　　　　　　　　　腎經經筋捷運圖

腎經經筋──循行特色

腎經經筋 《內經》原文	說明
7. 結於枕骨，與足太陽之筋合	結在後頭枕骨處，與足太陽經筋相合
6. 循膂內挾脊*，上至項	沿著脊椎內側深層肌群，挾行於脊椎旁邊，再向上到後頭項部
5. 並太陰之筋，而上循陰股，結於陰器	與足太陰經筋並行，再向上循著大腿內側，結於陰器
4. 而上結於內輔骨之下	繼續向上行，結在膕窩內側下方
3. 結於踵，與足太陽之筋合	結於足跟，並在此處與足太陽經筋相合
2. 並足太陰之筋，邪走內踝之下	與足太陰經筋並行，斜走到內踝下方
1. 起於小指之下，入足心	起於足小趾下方，進入足心

＊有一說法為「循脊內挾膂」。

　　腎經經筋主要包覆腎經經脈在下肢部與腰背部的循行，前面連結臟腑的胸腹部路線則交由胃經和脾經等去維護。以下將腎經經脈與經筋循行列表互參，更能看出腎經系統下肢部及腰背部位全貌。

	腎經經脈	腎經經筋
腰背部	6. 貫脊	6. 循脊內挾脊，上至項，結於枕骨，與足太陽之筋合
下肢部	5. 上股內後廉	5. 並太陰之筋，而上循陰股，結於陰器
	4. 以上腨內，出膕內廉	4. 而上結於內輔骨之下
	3. 別入跟中	3. 結於踵，與足太陽之筋合
	2. 出於然骨之下，循內踝之後	2. 並太陰之筋，邪走內踝之下
	1. 起於小指之下，邪走足心	1. 起於小指之下，入足心

表格中以紅字標示的是經脈或經筋特別敘述的內容，同時補充另一方所未詳述者。由上表可以看出，本經經筋全然包覆經脈於下肢部與腰背部的循行部位。

腎經經筋循行分為下肢部及腰背部兩部分：

下肢部

下肢部循行有「一合足太陽經筋，二併足太陰經筋」的特色。

路線 1. 起於小指之下，入足心

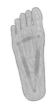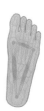

與腎經經脈完全相同，但因為足心只有腎經通過，所以本經經筋理論上會覆蓋整個足底。

路線 2. 並太陰之筋，邪走內踝之下

從然骨到內踝下方路線與脾經經筋並行，即從足心出於足弓，向後橫行到內踝下方的照海穴。

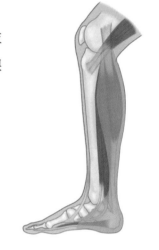

路線 3. 結於踵，與足太陽之筋合

結聚在足跟部，與足太陽之筋相合。

路線 4. 而上結於內輔骨之下

繼續上行，分佈在腓腸肌的內側肌群，最後結在膝關節膕窩內側陰谷穴處。

結合路線 2-3 來看，本經經筋在內踝處並沒有像經脈環繞一圈，而是直接通過內踝下方抵達足跟。為何如此？理由有二：

理由一、從足弓直接走到內踝才能與脾經經筋並列而行。

首先參考足三陰經在內踝周圍的經筋分佈：肝經經筋「起於大指之上，上結於內踝之前」，脾經經筋「起於大指之端內側，上結於內踝」，腎經「起於小指之下，入足心，並太陰之筋，邪走內踝之下」。

足三陰經在內踝周圍的穴位分佈也與經筋循行一致，由前上

而後下，分別是肝經的中封穴，
脾經的商丘穴與腎經的照海穴。

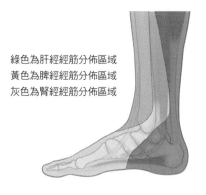

綠色為肝經經筋分佈區域
黃色為脾經經筋分佈區域
灰色為腎經經筋分佈區域

　　足三陰經筋內踝循行及穴
位分佈已有固定區域：肝經經
筋走在前面結於內踝之前，脾
經經筋走在中間結於內踝，腎
經經筋走在後面斜走內踝之下。

　　既然內踝周圍已有分區管理，腎經經筋毋須再環繞內踝一圈，
只要依序排列即可，因此位於後線的腎經經筋就會與脾經經筋一
起並行。

理由二、在足跟部與膀胱經筋相合，繼續向上到膝蓋膕窩。

　　經脈與經筋互有分工：經脈以運送氣血為主，必要時可以蜿
蜒而行，經筋的功能為保護與支撐，內踝周圍足三陰經筋已經明
確分區，所以本經經筋只要直接通過內踝下方抵達足跟，再沿著
跟腱及腓腸肌上行，這條簡單俐落的路線更有利於建立與膀胱經
筋的緊密關係。

　　結合路線 3-4 來看，腎經經筋從內踝下方直接走到足跟，此處
包括跟骨和跟腱。腎經絡脈在大鍾穴繞過跟腱，走向足跟外側的
太陽經。

膀胱經筋也結於足跟，向上沿著跟腱，然後分出內外兩條經筋，內側循行於小腿內側，結於小腿肚內側，向上通過膕窩內側，與膕窩中央經筋並行。

腎經經脈也走在小腿內側，循著跟骨和跟腱，抵達膕窩內側。所以膀胱經筋這條支脈其實是包覆在腎經經脈的上方，當然也包括大鍾穴這段絡脈在內。

腎經經筋結於足跟處，必然與膀胱經筋重疊，所以才說「與足太陽之筋合」。腎屬陰主內，膀胱屬陽主外，此處膀胱經筋直接覆蓋腎經經筋，腎經經筋分佈在深層。

膀胱經筋在下肢部涵括後側主要結構，如小腿三頭肌和大腿膕繩肌等，且分為三線，其中內線負責向內連結腎經系統。因此推論，腎經與膀胱經這段甜蜜的相合關係一直延續到大腿根部，然後分開而行——腎經向前結於陰器，膀胱經向後結於臀部，陰器與臀部位置相互對應，只是前後有別而已。腎經與膀胱經在這裡的關係調整為前後並行，腎經行於前，膀胱經行於後。

各位可能會懷疑，屬於陽經的膀胱經筋為何下肢部會跨越中線涵蓋到陰面？

簡單地說，膀胱經是人體的大太陽，也是身體堅強的防護網，涵蓋部位非常廣泛。膀胱經系統的強大結構是為了因應腎經的需

求而生，所以對於大老闆當然也是保護有加。下肢後側主要肌群都是成群結隊，如腓腸肌和比目魚肌共同組成小腿三頭肌，半腱肌、半膜肌、股二頭肌共同組成大腿膕繩肌，這些肌群都涵蓋下肢後側的陽面與陰面。腎經經脈走在陰面，膀胱經脈走在陽面，是為了營運氣血，實力強大的膀胱經筋系統就不分彼此的一起包覆成為「經筋國家隊」全面保護，請參閱下圖。

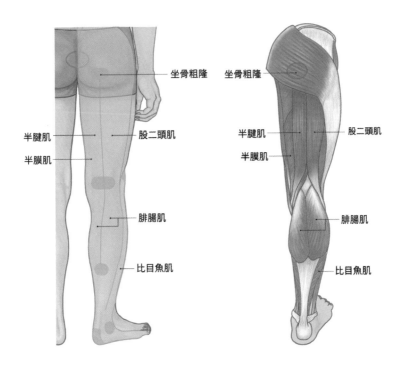

膀胱經下肢部經筋與解剖對照圖

路線 5. 並太陰之筋，而上循陰股，結於陰器

從膕窩內側上行，與太陰之筋並行，循著大腿骨內側，結於陰器。

十二經筋系統唯有本經兩度與其他經筋並行，可見這個並行路線有特殊意義。

首先在內踝處與脾經經筋的並行關係，點出腎經經筋不會環繞內踝一周。其次過膝關節之後，再度出現「並太陰之筋」，一起循著大腿骨內側到陰器。

作者推論，腎經經筋內文也從足心出來之後，一路經過小腿到大腿，直到結於陰器，都與脾經經筋並行，只是原文未特別點出這項關係。至於原文為何不詳述？

《內經》雖為古籍，文字精簡，但仍有蛛絲馬跡可循。例如膀胱經筋內容很複雜，但透過抽絲剝繭推理，再配合現代解剖知識分析，幾乎與解剖結構相合。古人煞費苦心，努力以古代的文字、意涵與概念，表達出深淺層次不同的經筋系統。

同理，腎經經筋內文也以畫龍點睛的方式，在結構的重要轉折處點出「並太陰之筋」或「與太陽之筋合」，只要參酌本區結構特色及其他經筋循行，前後左右串連，就能掌握無字留白處的奧秘，許多學習古典醫學者都有類似的經驗。反過來試想，如果文中一直出現「並太陰之筋」或「與太陽之筋合」，文意頻頻重

複打斷，學者也會不耐煩吧！

　　還有另一個問題：足三陰經筋都循行於下肢內側，為何內經原文沒有提到肝經經筋？

　　試想，從小腿 8 寸以上到大腿內側經筋的前後分佈順序為：脾經→肝經→腎經，原文沒提到肝經，直接點名腎經與脾經並行，是為了強調兩經在下肢部位（包含陰器）所建立的親密關係。

　　比較特別是，足三陰經筋結於陰器的前後順序為：肝經→脾經→腎經，脾腎兩經關係更為親近。兩條經筋在「陰器」聚合之後，脾經向前入腹，由肚臍進入腹部裡面，形成前面連結胸骨、肋骨，後面連結脊椎的「簍子結構」，幫助腎經固定體腔內的臟腑；腎經向後走到脊椎，提供堅實的結構，幫助脾經穩住簍子結構。

　　腎經經脈連結四臟，唯獨未提到脾臟。而在經筋系統，脾、腎兩條經關係非常密切，從足部開始一路並行，可以看成人體先天與後天系統合作的秘密路線。

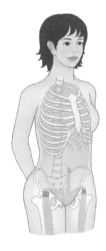
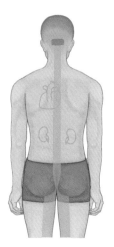

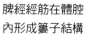
脾經經筋在體腔　　　腎經經筋在
內形成簍子結構　　　背部脊椎循行圖

腎經經脈沒到陰器，經筋卻結於陰器，為什麼？

1. 與腎司二陰有關：肛門為「後陰」，生殖器及尿道為「前陰」。中醫所說的陰器主要指外生殖器，也可以納入尿道，因此陰器即前陰之意。位於前陰與後陰之間有一穴位「會陰穴」，現代稱為「會陰部」，此處是奇經八脈的任督衝三脈共同所出處。

腎司二陰，腎同時管理位於骨盆腔下方，與生殖、泌尿及排泄有關的器官。此區有兩個特別穴位：會陰穴與長強穴。

● **會陰穴**：位於前陰與後陰之間，為任脈起始穴。穴名點出本穴位於前後二陰交會處，加上任脈為「陰脈之海」，統理所有陰經，所以會陰穴性質屬陰，兼有「諸陰之會」的含義。

● **長強穴**：位於後陰與尾骨之間，為督脈起始穴。穴名點出本穴貼近尾骨，督脈由此貫穿路徑長且強壯的脊椎，加上督脈為「陽脈之海」，統理所有陽經，所以長強穴性質屬陽，還具有督脈身為「陽脈之長，脈氣強盛」之義。

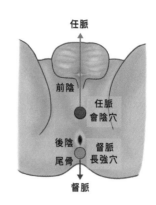

腎為先天之本，主管人體泌尿與生殖系統，當然也須管理尿道及生殖器所在的「前陰」部位。腎經經脈「屬腎，絡膀胱」，膀胱是腎的執行單位，腎透過膀胱建立與前陰的關係，加上腎經交會長強穴，會陰穴與長強穴僅隔著後陰，距離接近，讓腎經經筋很輕易就全然包覆前後二陰。

身為表裡經的膀胱經也很有貢獻。膀胱在結構方面可通前陰的尿道，膀胱經則另有支脈「下尻五寸，別入於肛」，從薦椎下方 5 寸處分出，進入肛門，之後出屬於膀胱，散之於腎。透過膀胱經系統，腎也能連結前後二陰。

2. 與其他三條經筋協力保護陰器：足三陰經筋及胃經經筋都結聚於陰器，眾星雲集，目的是共同保護人體重要的泌尿和生殖系統。這兩個系統對於腎更為重要，因為腎臟本來就專責掌理泌尿和生殖系統，陰器兼具泌尿與生殖功能，腎經經脈負責連結功能相關的內在臟腑，如肺、肝與膀胱等；經筋系統是保護系統，從這個角度思考，腎經經筋必須結聚於外在的泌尿生殖器官，也就是陰器。

足三陰經筋雖然都結聚在陰器，但分佈區域其實有別。

● 脾經經筋「上循陰股，結於髀，聚於陰器」：從外側的髀部向內聚於陰器，因此分佈在陰器前緣。

● 肝經經筋「上循陰股，結於陰器」：肝經四大系統皆以陰

器為重點，肝主筋，經筋結於陰器，還絡諸筋，因此肝經系統與生殖器「勃起」的功能有關，重點在於陰器本身。

● 腎經經筋「上循陰股，結於陰器」：統理前後二陰，因此經筋系統分佈在陰器後緣。

足三陰經筋在陰器分佈規律，由前向後為：脾經 → 肝經→腎經。足三陰經筋雖然有各自的重點，重要的區域還是須要周全防護，因彼此循行有重疊之處。以深淺來說，脾經最淺偏於表，之後入腹形成簍子結構；肝經居中，僅至陰器為止；腎經最深偏於裡，之後轉向背部循膂內挾脊。以範圍來說，肝經最短，以前陰為主；脾經居中，腎經最長，涵蓋前後二陰。

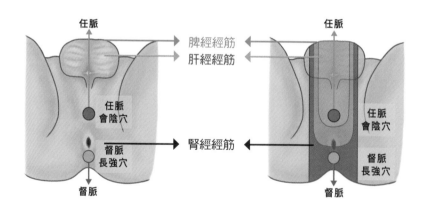

足三陰經筋陰器分佈圖

為何腎經經筋未提示與肝經經筋的關係

胞中會陰處是任督衝三脈的起點與出處，足三陰經脈也通過這個區域，因此脾肝腎三經與任督衝三脈關係密切，都攸關生殖功能。

脾肝腎三經如此親密，腎經經筋循行頻頻出現「並太陰之筋」，但對於夾在脾腎兩條經筋之間的肝經經筋卻隻字未提，為何如此？

個人猜想，隨著胚胎的發育，人體需要預備臟腑經絡生長的動力與搖籃。當衝脈準備退居幕後時，一方面將具有「血海」特質的太衝脈交給肝經，推動個體成長與生殖系統成熟；另一方面將具有「十二經脈之海」特質的體腔內層系統交給屬於先天之本的腎與後天之本的脾，共同完成堅強結構，以做為臟腑經絡成長的搖籃。因此腎經經筋並太陰之筋的說法，並非故意忽略肝經經筋的存在，而是重點提示：腎經經筋合足太陽經筋加上並太陰之筋會形成堅實的「三明治經筋結構」。

解析拉筋凳療效的原理關係

十幾年前海峽兩岸很風行「拉筋治百病」，據說透過「拉筋凳」效果更好。猶記有次上陽明山賞景，涼亭裡只要有凳子和圓柱的地方，都有民眾躺著拉筋，我們只能無奈的站著吹風，可見其流行程度。

從中醫理論來看，拉筋凳主要拉開的部位是陰器。此處包含奇經八脈中「一源三歧」共同起於會陰的任督衝三脈，還有足三陰經筋與胃經經筋，共七條經脈，幾乎重要的經絡系統都連結於此，可見陰器不僅與生殖泌尿功能有關，還影響全身機能。

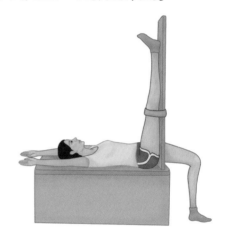

現代人由於久坐，身心壓力都由腰薦處承擔，加上飲食和生活起居失調，生殖泌尿系統也跟著紊亂。臨床上常遇到這類病友，除了原有的臟腑經絡疾病外，下腹部及腰背部結構常出現異常，甚至恥骨上方的筋膜也很緊繃。

正確使用拉筋凳可以拉開陰器周邊的筋膜，疏通經脈，也會牽動腎間動氣所在的「關元命門區」。據此概念，醫師可以選擇膽經原絡配穴

「膽墟溝」組合治療，讀者平時可以敲打恥骨周圍的筋膜，也能有改善。

拉筋凳主要從陰器為起點拉開身體筋膜，一般下肢拉筋法的重點多在下肢筋膜，因此有不同效果。

請注意！作者無意為拉筋凳做宣傳，只是探究其理。本法是一般保健法但非治療方法，若有重大或特殊疾病者請詢問醫師，勿輕易採用。

腰背部

腰背部循行延續下肢，仍保有前側併足太陰經筋，後側合足太陽經筋的特色。

路線 6. 循膂內挾脊，上至項

本經筋從陰器進入腰背部，沿著脊椎內側深肌群，挾行在脊椎兩邊上行到頭項部。而另一說法「循脊內挾膂」，頗難解釋循行特色，故未採用。

膀胱屬陽，分佈於表，腎臟屬陰，分佈於裡。膀胱經筋全然覆蓋腰背部的表層，腎經經脈貫穿脊椎，腎經經筋一方面保護腎

經經脈及脊椎，同時也接受膀胱經筋的保護，因此分佈在膀胱經筋下方的深層部位。

參酌現代解剖學，脊椎深層肌群如橫突棘肌，包括半棘肌、多裂肌和迴旋肌，位於豎脊肌深層，是距離脊柱最近的肌肉。其中如多裂肌屬於核心肌群的內核心，緊貼在腰椎兩旁，是穩定腰椎的關鍵力量，腰為腎之府，多裂肌應可納入腎經經筋系統，因此腎經經筋就類似橫突棘肌這類深層肌群。

若將腎經兩側經筋合併，就會看到貼近脊椎而行的型態，主要目的當然是為了直接保護腎經與督脈貫脊這段重要路線。

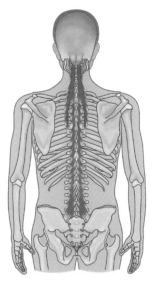

橫突棘肌

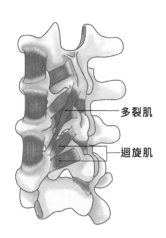

多裂肌和迴旋肌

路線 7. 結於枕骨，與足太陽之筋合

從腰脊順勢而上到後頭的項部，結在枕骨，與膀胱經筋相合。

本經筋結於陰器，陰器為經筋自下肢進入背部的門戶，再循腰背部肌肉上行，這段路線與性行為時的腰部擺動大有關聯，尤其是由後向前的推進力量。因此腎氣充足則腰部強健有力，加上帶脈的固攝，牽引生殖器持續衝鋒陷陣，完成美麗旅程；若腎氣不足，腰部痠軟無力，心有餘而力不足，兩三下就喘吁吁的敗陣下來，出現肝氣虛衰而萎軟，帶脈失約而早洩等令人遺憾的「敗腎」情況。

腰背部循行的兩個特點

● **與膀胱經筋循行的高相似度**：這段循行跟膀胱經筋很雷同，但絕不是巧合，而是精心設計的。

腎經經脈貫脊，經別貫腰脊，都是直接貫穿脊椎。經筋循臂內挾脊，兩側經筋合併起來剛好覆蓋住脊椎，是最貼近脊椎的保護膜。膀胱經筋在腰背部也是「上挾脊，上項」，還「結於枕骨」，跟腎經經筋相似。

腎經經筋與膀胱經筋在腰背區是重疊的，差別在於：

1. 腎經涵蓋範圍比膀胱經窄：腎經只有內挾脊一條經筋，並且分佈在近中線區，膀胱經還有旁邊兩條經筋緊貼於外，以全面

涵蓋背部。

2. 腎經位在膀胱經的深層：膀胱經屬陽經主外，腎經屬陰經主內，經筋也依此原則分佈，所以膀胱經筋就直接覆蓋在腎經經筋上方以提供保護。

因此背部有兩層經筋結構，由深而淺，由內而外，分別是腎經經筋與膀胱經筋，共同形成脊椎及腎經最堅強的保護層。

● **透過膀胱經來管理耳、牙齒及舌本**：腎經經筋最後與同樣結於枕骨的膀胱經經筋相合，後續頭部的保護重任就交給膀胱經筋。就如前文介紹，腎開竅於耳，腎主骨，齒為骨之餘，腎經挾舌本，可見腎與頭面也有關聯，只是腎經受限於陰經不上頭面的規律，以及先天之本不輕易拋頭露面的安全考量，無法親自到位管理。幸好有強大的膀胱經系統代勞，腎經只需四兩撥千斤般輕輕地將經筋合入膀胱經，就可享用膀胱經的一切福利，就好像結婚之後夫妻可以共享財產一樣。

從演化的角度來看，膀胱經系統都是為了配合腎經的需求，因此所有設計都藏有腎經的影子。《卷五》介紹過，膀胱經系統記錄人類在演化過程中的爬蟲類歷程，在頭面循行非常精彩，尤其經筋分佈遠遠超過膀胱經脈範圍，以鱷魚角度來看就能理解如此分佈的意涵。

首先膀胱經脈有條支脈從巔頂到耳上角，而經筋在頭面部的

舌本線、完骨頏線及鼻眼線這三條路線共同發自脊項部的經筋，進入顏面，包覆眼睛、鼻子、耳朵和舌下等官竅，這些路線當然也將腎臟管理的耳朵及舌本一起包覆。

膀胱經筋的鼻眼線結於鼻，舌本線結於舌本。以鱷魚形象來看，鼻子與舌根是上下對位，剛好上下夾住位於中間的口腔，當然也包括牙齒在內。鼻眼線和舌本線補充了膀胱經筋原文未提到的口腔部位，腎經經筋也借力使力，透過膀胱經筋來管理舌本及牙齒。

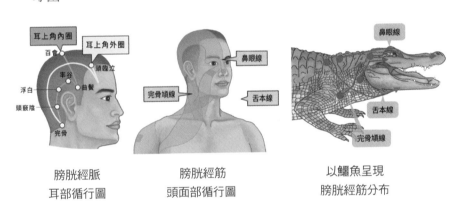

膀胱經脈
耳部循行圖

膀胱經筋
頭面部循行圖

以鱷魚呈現
膀胱經筋分布

腎經經筋循行特色總結

腎經經筋與膀胱經、脾經經筋從腳到頭一直呈現共舞方式，亦步亦趨，相輔相成。透過前文分析可以看出三個特色：

1. 腎經經筋與膀胱經筋的關係

除了內踝下方路線和結於陰器之外，全都與膀胱經筋重疊相合，宛如家人歡喜融成一體，家和萬事興，全體總動員，從腳一路上到頭。

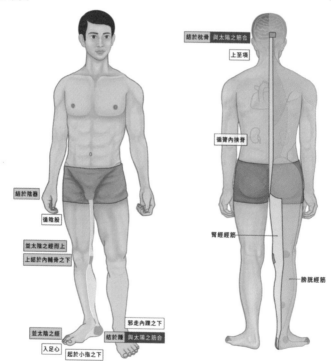

2. 腎經經筋與脾經經筋的關係

不僅在下肢部位並行，到了腰背部還互相支援。宛如好友，一路互相砥礪，互相扶持。

3. 腎經經筋、膀胱經筋、脾經經筋形成特殊的「三明治」經筋結構

　　腎經、膀胱經及脾經三條經筋從下肢連貫到腰背部，三條經筋前後相夾，形成「三明治」經筋結構。正因為這樣的密切合作關係，腎經經筋原文才不斷提醒與與足太陰經筋並行，與足太陽經筋相合，經筋不會突然斷開，只要將這些經筋路線合參，就能看出此三條經筋從足到頭的並行與相合關係一直共存，不離不棄。而它所形成的三明治結構，對於人體有極為重要的影響。

　　上述三點特色中，尤以三明治經筋結構為最重要概念。以下將進一步帶大家了解這個部分，相信對於臨床診治與疾病思考都有重要的意義。

腎經、膀胱經及脾經經筋所形成的「三明治經筋結構」對人體的重要性

1. 三明治經筋結構的型態與功能

　　「三明治經筋結構」分佈規律為：脾經在前，腎經在中，膀胱經在後。

脾經經筋進入體腔，分佈在脊椎腹側；腎經經筋與脊椎平行，未進入體腔；膀胱經筋位於腎經後方，覆蓋在脊椎背側。

　　腎經經筋與脾經經筋隔著脊椎而有前後之別，腎經經筋與膀胱經筋重疊，故有深淺之別。腎經經筋夾在脾經經筋與膀胱經筋之間，彼此有相輔相成之效。將此三條經筋關係圖並列於下。

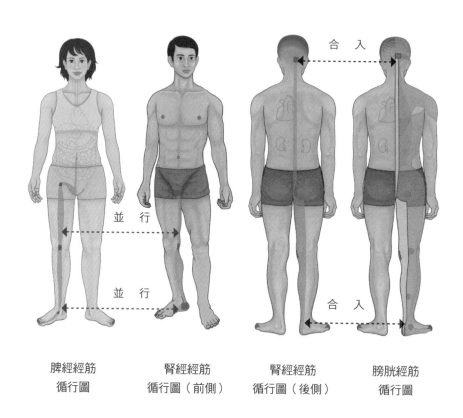

| 脾經經筋
循行圖 | 腎經經筋
循行圖（前側） | 腎經經筋
循行圖（後側） | 膀胱經筋
循行圖 |

脾為後天之本，腎為先天之本，兩者存有「並行」的好友關係。脾經經筋主要結於內踝，上行絡於內輔骨，循大腿內側，聚於陰器。本經經筋在內踝下方和大腿內側部位與脾經並行。

膀胱經與腎經為表裡經，本是一家人，存有「合入」的家人關係。胱經經筋屬於陽經，下肢部主要結於外踝，但有一條支脈偏行於內側，結於踵，上循跟腱，結於膕窩；腰背部有一條支脈上挾脊，上項。膀胱經筋這兩條路線與腎經經筋上下重疊相合，成為具深淺層次的分佈。

脾腎胱三條經筋前後包夾模式，不僅出現在下肢和骨盆腔，還共同協力在腰背部形成堅實的防護結構，最主要的任務是保護脊椎、脊髓和貫脊的腎經與督脈。

「三明治」結構以脊椎為中心，脾經經筋的簍子結構後側附著在脊椎腹側，腎經經筋附著在脊椎側邊，膀胱經筋則直接覆蓋在腎經經筋上方的脊椎背側。脾腎兩條經筋是三明治結構的主角，緊貼脊椎提供最直接的保護，也讓脾腎兩臟與脊椎建立穩固連結關係，以發揮良能。

在奇經八脈篇介紹過，胚胎成長過程裡，十二經脈之海的衝脈交棒給脾經，繼承簍子結構，為後續臟腑持續發育預作準備。

在生命早期，臟腑還屬於幼小階段，「三明治」結構以脊椎

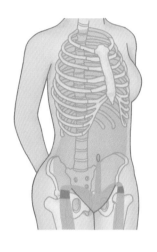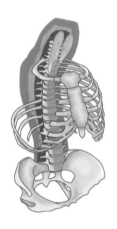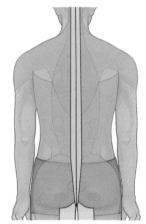

脾經經筋形成的
簍子結構

腰背部的經筋分佈

前面橘色為脾經
中間黑色為腎經
後面灰黑色為膀胱經

腰背部的腎經筋經
與膀胱經筋

為中心，腎經與膀胱經分佈在後側，脾經分佈在前側，像個小小
的紙袋。隨著臟腑發育長大，腎經與膀胱經向上延展，脾經經筋
向體腔前方延展，變成大紙袋以容納臟腑。

　　此外，還能以人與天地相對應的中醫理論來看三明治結構如
何滋養生命。例如人體就像一顆種子，脾經位於裡層，五行屬土，
宛如土壤，提供養份；腎經位於中間，五行屬水，又能納氣，提
供生長所需的空氣與水；膀胱經位於表層，屬於太陽經，提供陽

光以助生長。三明治結構完全契合生命成長所需的陽光、空氣、水及土壤。（參閱下圖）

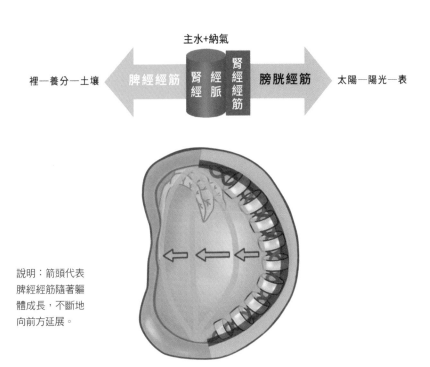

主水+納氣

裡—養分—土壤　脾經經筋　腎經經脈　腎經經筋　膀胱經筋　太陽—陽光—表

說明：箭頭代表脾經經筋隨著軀體成長，不斷地向前方延展。

2. 三明治經筋結構彼此間也有特殊關係

膀胱經與脾經：脾經經筋位於體腔最外側，膀胱經筋位於體

表最外側，兩者都在外側，符合《內經》陰陽離合關係中「太陰太陽為開」，腎經位於中間，也符合「少陰少陽為樞」的關係。

　　腎經與脾經：腎經經脈在胸腹部所連結的臟腑，全都接受脾經的升提力量而固定在原有的位置，以及脾經經筋簍子結構所提供的保護緩衝。

　　下圖為三明治結構示意圖。

　　左圖為人體站立時的型態，膀胱經筋分佈在脊椎外側撐住脊椎。右圖為人體趴姿的型態，脾經經筋分佈在脊椎腹側固定臟器。

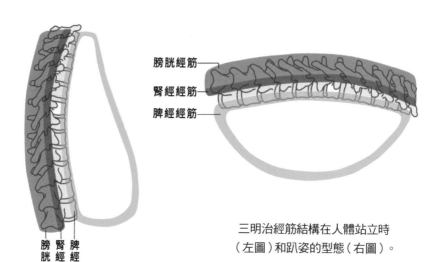

膀胱經筋
腎經經筋
脾經經筋

膀胱經筋　腎經經筋　脾經經筋

三明治經筋結構在人體站立時
（左圖）和趴姿的型態（右圖）。

3. 三明治經筋結構準備開啟生命之路

腎、胱、脾三條經筋共同參與五臟六腑的成長發育，其所形成的「三明治結構」以腎為核心，膀胱與脾為腎完成生命藍圖。

植物生長需要陽光、空氣、水以及土壤中的養份，人類也是一樣。前文介紹過，腎主水還能納氣，提供空氣與水；膀胱為巨陽，等同於陽光；脾主土提供養份，如此一來，生存所需條件一應俱全，我們就可帶著這個經筋「三明治」開啟生命之路。

依據現代醫學研究，人體所有器官都是從受孕兩週後出現的三胚層發展而來，最外側的外胚層構成大部分的體表皮膚與神經系統，最內側的內胚層形成內部結構，如消化道和腺體等，位於中間的中胚層形成兩層之間的組織，如肌肉、骨骼等。

三胚層與腎胱脾三明治結構的功能有相似處，如外胚層與主表的膀胱經類似，內胚層主消化道和腺體與脾經類似，脾主肌肉，腎主骨，中胚層主肌肉和骨骼，類似脾經與腎經。可見腎胱脾三條經筋所形成的三明治結構，不僅全程參與五臟六腑的成長發育，還是重要的推手，據此推論，腎間動氣應位於肚臍下方的三明治結構中。

腎臟為先天之本，脾臟為後天之本，先天與後天合作共同啟

動生長發育的功能。中西醫雖然說法不同，但別忘了不同詮釋下面對的仍是同一主體：人體，因此只要是對的方向，一定會有共通的交集。

人類是脊椎動物，脊椎也是胚胎最早出現的結構之一。腎經經脈貫穿脊椎，提供身體支撐力和向上生長的結構，腎經經筋緊緊包覆在脊椎旁側，保護脊椎與腎經經脈。

膀胱與腎相表裡，膀胱經筋包覆在腎經經筋上方，再次加強保護脊椎與腎經，也提供腎經經筋的支撐力量。

脾經經筋簍子的原始結構承接自衝脈。富有彈性及升提力量的脾經經筋黏著在脊椎的腹側，為成長中的臟腑器官預做準備。由於臟腑都位於胸腹部，脾經經筋因應此情況，會逐漸向前方展開，以便容納越來越多、越來越大的臟腑及器官組織，如此就形成了「簍子結構」，將胸腹部的器官全部包在一起。（參閱下頁圖）

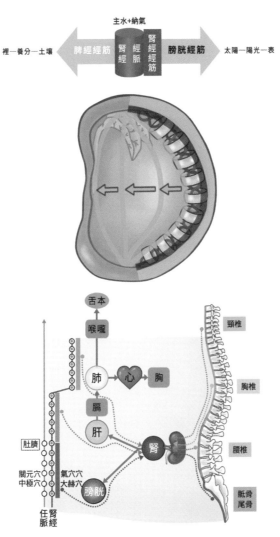

裡─養分─土壤　脾經經筋　腎經　經脈　腎經經筋　膀胱經筋　太陽─陽光─表

舌本

喉嚨

頸椎

肺　心　胸

膈

胸椎

肝

腎

肚臍

腰椎

關元穴　氣穴穴
中極穴　大赫穴

膀胱

骶骨
尾骨

任　腎
脈　經

腎經系統對應三明治結構

說明：淡橘色塊為脾經筋經簍子結構

4. 三明治經筋結構對於組織器官臟腑的意義

● **腎主骨，經脈貫脊**：人類演化成為脊椎動物，腎主先天，腎間動氣推動身體生長，尤其脊椎是成長發育的重要結構，所以腎臟就掌握了骨髓結構，透過腎經貫穿脊椎，全然掌握脊椎。

● **腎開竅於耳**：在孕期第六週左右，耳朵開始形成聽窩，所以聽覺是最早發展的感覺。我們可以想像，雖然胚胎住在母親子宮的黑暗之中，對於外來的刺激還是有感覺有記憶，甚至有反應，這當然與藏精有關。因此近代發展出胎教理論，特別強調聲音的重要性，因為在此階段聽覺是最靈敏的。

耳朵也與身體平衡有關，人類演化到能夠直立之後，上山下海，開始從事追趕跑跳碰等活動，如何在動態中維持平衡，不僅是人類的本能，也是生活的要點。

● **膀胱經藏有五臟六腑的背俞穴**：膀胱經為五臟六腑設立專屬的對應「窗口」，形成臟腑一條街，其實也是來自腎統裡所有臟腑的「全有」能力。（參閱《卷五》）

● **膀胱經主表，協助演化出頭髮與牙齒**：從演化歷程來看，牙齒與頭髮來自同一個源頭，都是皮膚發育過程中，內外兩層組織交互作用的結果。腎之華在髮，牙齒雖然歸大腸經與胃經管理，但是牙齒堅硬的本質與骨頭相似，中醫說「齒為骨之餘」，也與

腎有關。前面介紹女性與男性發育過程中，頭髮和牙齒的情況都會反映身體的年齡與功能。

● **脾經滋養五臟六腑**：脾屬土，為後天之本，轉化來自飲食的精微物質，並輸送至全身各個臟腑組織，以維持生理機能。

● **先天與後天失調則五臟六腑皆失養**：《內經》提到疾病傳變過程中出現：「大骨枯槁，大肉陷下，胸中氣滿，喘息不便」是嚴重的病候，若再加上其他病候，甚者一日即死亡，這些症狀常見於重大疾病後期，如癌末病人身上。

腎主骨為先天之本，脾主肉為後天之本，出現「大骨枯槁，大肉陷下」表示先天和後天皆耗竭，五臟六腑再無滋養，加上腎不納氣而陰陽即將脫亡的胸滿喘息，當然是死證。

● **「三因制宜」重要的資源來自藏精**：《卷四•心經》提到「變化是不變」的道理，只要調整心態就能安然面對改變。然而若面對的是身體實質的變化，中醫診治非常重視三因制宜，譬如生長於不同的地域或文化，以及不同的人種等，都會造就出不同體質，疾病的型態也有所不同，此時就不是調整心態，而需實質的診治方案。

腎的全有特質，藏精包含人類所有的共同基因，人、事、地這些因素無法全然改變根深蒂固的人類基因。所以在診治不同地域、各色人種所罹患的疾病時，除了個別因素，藏精可做為人體

共同的「醫藥庫」，腎間動氣為臟腑經脈的根本，可用以診治個別疾病的資源。

5. 三明治經筋結構類似核心肌群

核心肌群主要指橫膈膜以下、骨盆底以上的肌肉，位於軀幹中央，環繞腹腔的深層肌群，包含腹直肌、腹斜肌、腹橫肌、下背肌等，跟三明治經筋結構非常相似。在功能方面也同樣在於保護脊椎肌肉群，維持脊椎的穩定度。

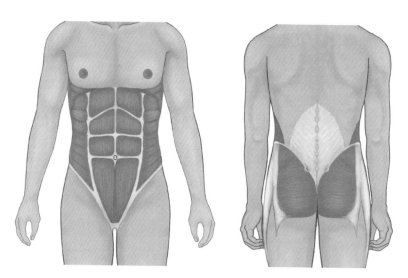

核心肌群：圍繞脊椎和骨盆腔的肌肉

核心肌群由軀幹的深層肌肉組成，為身體重要的發力點，所以有人說核心肌群宛如全身肌肉的心臟。因此核心肌群除了穩固脊椎之外，也是日常活動中先發的肌群，在身體活動前，核心肌群先收縮出力以穩固中軸，四肢肌群再收縮運動，這樣就不容易受傷。

核心肌群這個從核心再到四肢活動的情況，與總論提到有關胚胎發育從軀幹開始再到四肢的過程，以及奇經八脈的發展歷程相似，可見中西醫的見解是相通的。透過核心肌群的現代研究知識，讓我們了解三明治結構在人體的另一種應用方式。

6. 三明治經筋結構提供身體 Reset 的調節機制

三明治經筋結構的腎經與脾經，承接自奇經八脈中最早發育的任督衝帶四脈，因此具有 Reset（重新設定）的能力，尤其衝脈是形成胸腹原型結構的經脈，因此三明治經筋能調節和重整經筋結構與位於其中的臟腑。

這個概念類似 3C 產品長期使用後，過多的程式與檔案讓工作效能降低，甚至頻頻當機，此時人們常會使用 Reset 的方法，或關機，或程式重灌等，讓一切回復原廠設定，重新開始。

三明治結構也有類似功能，尤其適用於多臟腑及多經絡皆出

現失調的複雜狀況，讓身體宛如進入時光機，將之歸零，重新設
定之後再度啟動。

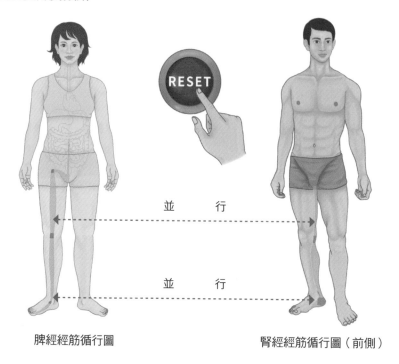

脾經經筋循行圖　　　　　　　　　　腎經經筋循行圖（前側）

7. 三明治經筋結構 Reset 療法特色

由於本療法重點在於回歸身體原來設定，因此有三個特色：

● **原氣原穴：** 原穴為原氣的門戶，原氣來自腎間動氣，所以
最適合做重新設定。

● **輕巧潛行**：可針灸也可貼灸。手法宜細膩靈動，針法著重在醫師的手感，宛如棉裡行針，儘量無痛感，讓針灸氣感平和的滲入經脈，我稱為「潛行」手法。

● **靜置醒氣**：3C 產品 Reset 需要時間，本療法亦然。應用潛行手法，然後靜置候氣，約 5~8 分鐘左右，讓氣感得以輕緩滲入經脈，瀰散至全身。這個概念很像麵糰的醒麵或紅酒的醒酒，都是透過靜置一段時間來改變內涵，我稱為「醒氣」。

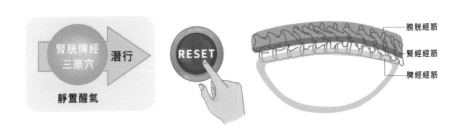

應用時機：

依據病情，可單獨使用，也可做為治療的開手針法或是收手針法，皆具療效。

注意事項：

● 三明治經筋結構 Reset 法重點在腎經與脾經，膀胱經是腎經的輔助者。然而人體後側有腎經與膀胱經兩條經筋，前側只有脾經，後重前輕，這樣的配置很容易失衡，臨床時會加入胃經，如

足三里穴，協助脾經穩住胸腹部。

　　● 由於每個人身體狀況不同，Reset 過程也會遇到阻礙，如腹脹滿、氣機阻於心下，甚至暈眩等情況，此乃調氣過程中衝脈氣機上逆過度所致。由於衝脈循行至胸中而散，若是衝脈有所阻滯，會覺得氣機卡於心下感，不上不下，非常難受，此時可酌加衝脈交會穴公孫穴以調降逆氣。

　　本法首創自個人對於三明治經筋結構的體會，雖然仍採用臨床常用的原穴，但組合使用時卻能發揮與過去截然不同的療效，令人驚艷。

　　三明治結構源自於衝脈，因此臨床應用時氣感也會循著衝脈循行，不僅腹部有氣動感，還有能量蓄積感，體腔內部出現一股由下而上的暖流，有時還呈現漩渦狀。此法不僅能重整身體，也能抒發及穩定情緒，讓生命破繭重生。

　　我們也可從穴名一窺中醫老前輩隱藏的秘密。如軀幹穴位的穴名包含許多門、關、府、庭、堂、宮、闕等這些與房舍有關的字眼，四肢穴名許多含有部位、尺寸、功效及水流等。三明治結構所在的軀幹是人體重要部位，就像國家級的殿堂才具備宮闕等富麗堂皇的建築結構。所以如果要全面改建身體，當然要從軀幹著手，因這裡面已經隱藏了老前輩們給予的暗示。

膀胱經筋是腎經經筋的保護系統和延伸系統

在《卷一》總論中介紹過，臟腑系統類似「母系社會」，以五臟為主，六腑為五臟功能的輔助者，這項關係也存在於經絡系統中。

1. 每條厲害的陰經背後都有一條稱職且強大的陽經

五臟所屬的陰經與陽經比較，循行路線較短，穴位數較少，但是深入探討其循行及功能時又比陽經厲害。由於陰臟與陰經承擔人體重要的功能，因此有「陰主內」及「陰經不上頭面」的原則。陽經做為陰經的輔助者，為了因應陰經需求會變得偉大，如循行路線長，範圍寬廣，穴位數多等，以補陰經所未逮者。借用俗語的說法，就是每條厲害的陰經背後都有一條稱職且強大的陽經。腎經與膀胱經的關係正是典型代表。

2. 膀胱經筋是腎經經筋的保護系統

下表比較腎經經筋與膀胱經筋，可以看出膀胱經筋幾乎覆蓋在腎經經筋的表面，成為腎經經筋的貼身保鑣。

	腎經經筋	膀胱經筋
腰背部	7. 結於枕骨，與足太陽之筋合	6-2. 上頭 6-3. 下顏 6-4. 結於鼻 6-1. 其直者，結於枕骨
	（經脈：挾舌本 ）	5-1. 其支者，別入 5-2. 結於舌本
	6. 循膂內挾脊，上至項	4-2. 上挾脊 4-3. 上項
下肢部	5. 並太陰之筋而上，循陰股，結於陰器	3-3. 與膕中并上 4-1. 結於臀
	4. 而上結於內輔骨之下	3-1. 其別者，結於腨內 3-2. 上膕中內廉 2-3. 結於膕
	3. 結於踵，與足太陽之筋合	2-2. 結於踵，上循跟
	2. 並足太陰之筋，邪走內踝之下	
	1. 起於小指之下，入足心	2-1. 其下循足外側

　　腎經經筋結於四處，其中踵、膕及枕骨都是膀胱經筋所結處，這三個重疊部位透露了膀胱經筋下方深層正是腎經經筋。另外，膀胱經筋結於臀部，從背部來看，臀部位於陰器的外側，所以也可算是膀胱經筋對於腎經經筋結在陰器的保護。

　　腎經經筋在腰背部「循膂內挾脊，上至項，結於枕骨」，都是分佈在脊椎中線，膀胱經筋則從中線向外大面積覆蓋腰背部。如此一來，膀胱經筋就宛如一把超大的保護傘，全然覆蓋腎經經筋。

3. 膀胱經筋是腎經經筋的延伸系統

《卷五》探討過，六腑之中膀胱並不是很厲害的腑，為什麼這麼強大的經絡系統會成為足太陽膀胱經？個人推論，可能是「腎臟內舉不避親！」三明治經筋結構重點在脾腎兩經，膀胱經筋是為了輔助腎經經筋而延伸出來的系統。

衝脈將簍子結構交棒給脾經，隨著身體組織的成長，胸腹部向前推展，此時腎經就須肩負從背部撐住身體結構以及保護外邪入侵的重責。但腎經終究是陰經，既無法再增厚也無法分佈於表，因此相表裡的膀胱經從腎經系統分化而出，其特色有三：

● **下肢部**：膀胱經筋涵蓋外側膀胱經脈和內側腎經經脈，太陽主表，為腎經展現「腎主外」的特質。

● **腰背部**：掌握所有淺層筋膜組織，直接覆蓋在腎經經筋上方，貼身保護腎經。

● **頭面部**：不僅涵蓋脊椎及頭部，還連結上肢肩關節及面部五官，為腎擴展管理範圍。

將兩側膀胱經筋合併，能看出它同時分佈於中軸的陰陽兩側，且在中軸的組織特別嚴密。這個以中軸為核心的分佈特質可看做腎經身為人體中軸的延伸。

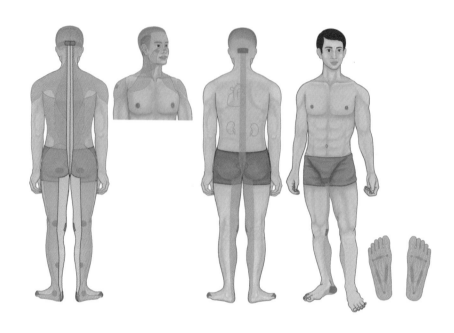

膀胱經筋圖   腎經經筋圖

　　這種兩條經筋「相合」的情況僅見於腎經經筋與膀胱經筋，
其餘表裡經經筋都是各自獨立。此特殊現象從結果來說是為了保
護腎經，卻也透露出膀胱經筋是由腎經延伸而出的祕密。

　　腎主水，水位於土地之下，腎經與膀胱經正是「地下組織」，
如黑水般內斂的腎經為首領，居中發號施令，如太陽般奔放的膀
胱經為部下，負責完成使命。這個關係可從名字看出端倪，「膀胱」

去掉部首就成為「旁光」，是不是符合位在腎經「旁」邊，向外發散發「光」的概念？很有趣吧！

腎經經筋──病候特色

腎經經筋病候比經脈病候簡單很多，都是循行所過部位經筋張力異常所致。

腎經經筋病候 《內經》原文	說明
其病：足下轉筋 及所過而結者，皆痛及轉筋	本經筋一般病症為足下部位抽筋，以及本經筋所經過和結聚部位，都有疼痛和抽筋等
病在此者：主癇瘛及痙	病在本經筋主要為癲癇、抽搐和項背筋肉僵直緊硬等
在外者不能俯* 在內者不能仰	病在外側的腰背部，則身體不能向前俯 病在內側的胸腹部，則身體不能向後仰
故陽病者，腰反折不能俯*	腰背部在外屬陽，胸腹部在內屬陰 因此陽面筋病時，項背部筋急牽引腰部向後反折，導致身體不能前俯
陰病者，不能仰	陰面筋病時，胸腹部筋急向前牽引，導致身體不能後仰

＊另一寫法為「俛」。

依據經筋張力異常程度出現三類病證，輕度以經筋所過的下肢部位病症為主，中度和重度則特別出現在軀幹的腰背部及胸腹部，以前後活動障礙為主。

　　● **輕度**：下肢抽筋和疼痛現象。

　　● **中度**：經筋張力偏強，牽引腰背或胸腹，導致前俯後仰失常。如胸腹部筋緊就難以後仰，腰背部筋緊就難以前俯。

　　● **重度**：經筋張力過強，導致緊急攣縮，嚴重拉扯而出現癲癇抽搐、項背強直等症。

　　腎經絡脈病候也有腰痛，但偏於虛證，程度較溫和，還常兼有痠軟無力感。經筋的腰痛原因是張力過大，偏於實證，導致身體前後俯仰不利，病情較為嚴重，甚至有劇烈痛感。

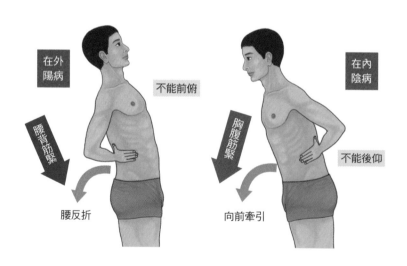

五、腎經系統總結

　　腎臟是人體最重要的先天之本，攸關自己生命的存亡以及後代的繁衍。生命都是從一個小小的受精卵開始，歷經臟腑經絡的成長、衰退，直至死亡，腎經系統都是最主要的推手，因此傳統養生觀才會特別注重維持腎臟機能。

　　由於腎主先天，又是五臟六腑的根本，因此本書內容橫跨生命的起始點到終點。書中要點有三：一、腎臟三部曲，二、奇經八脈，三、腎經經絡系統。

腎臟三部曲：腎元→腎間動氣→腎臟

　　腎臟三部曲說明從受精卵到胚胎各組織器官開始發育，在形成胎兒的過程中，腎臟相關組織與機能的變化。

　　比較關鍵的是「腎間動氣」為臟腑經絡的根本，透過正使腎經及別使三焦經將原氣推動敷佈至全身。三焦敷佈原氣的型態與印度吠陀醫學所說的脈輪頗為相似。

　　胚胎發育完成後，腎元歸腎臟管理成為「腎精」，封藏腎精的保險箱就是「脊椎」與「頭顱」，腎臟則是管理者，並握有開

箱的密碼，腎間動氣藏於肚臍下方的「關元命門區」，不僅涵蓋了腎臟，還保護生殖系統。

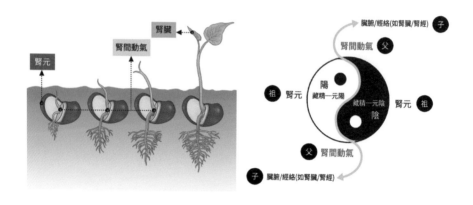

奇經八脈：最早發展的系統，交棒給十二經脈

奇經八脈比十二經脈系統早出現，是為了胚胎臟腑經絡發育而預作準備的系統。分為三階段，其中任督衝帶四脈只分佈於軀幹頭面，並未到四肢，是最早出現的奇經。

奇經八脈後來交棒給十二經脈，其中最特別的是衝脈交棒給腎經與脾經，讓先天之本與後天之本持續維護臟腑機能，並保護體腔結構。

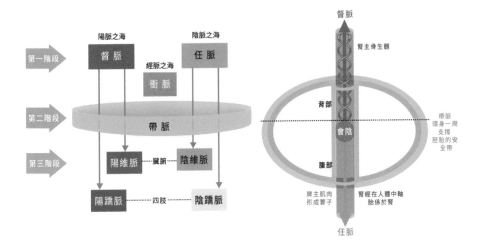

脾之大絡隱含衝脈與帶脈

卷三脾經介紹過人體有十五條絡脈，包含十二經絡系統的絡脈，加上督脈、任脈以及脾之大絡。其中：

1. 十二條小絡脈： 交會表裡經脈，是經脈間的內部連線，可視為絡脈的小系統。

2. 三條大絡脈： 任督二脈屬於奇經八脈，督脈為陽脈之海，任脈為陰脈之海，二脈統理人體所有的陰經與陽經，其絡脈也如此分布。這種跨越十二經脈的連結系統，屬於絡脈的大系統。

比較特別的是脾之大絡，從奇經八脈角度來看，衝脈與帶脈分別從內層與外層覆蓋體腔，脾經系統承接了衝脈並與帶脈密切合作，是最適合承擔任督二脈的補充系統與連結系統。任督二脈加上脾之大絡正是奇經八脈早期系統任督衝帶四脈的合體，再次展現人體保留奇經八脈的痕跡。

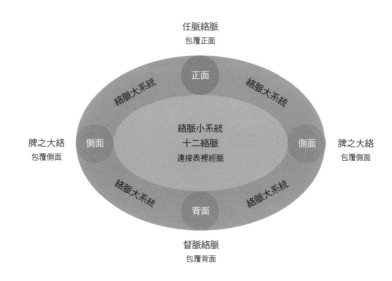

人體十五絡脈概念圖

腎經系統：「先天之本」家族事業的繼承者

傳承自腎元的腎臟，同時藏有人體的陰與陽，太極圖就是腎藏陰陽特質的最佳展現：圖中的魚眼代表陰陽互合，陰中有陽，陽中有陰；陰陽之間的弧線代表陰陽氣機的轉化，圓形流動又與腎經的漩渦特質相符。

腎經系統為人體先天之本，因此保有腎臟三部曲及奇經八脈的精華：

1. 腎元：藏於脊椎與頭顱。

2. 腎間動氣：藏於臍下關元命門區，腎經還是原氣之正使。腎元與腎間動氣的動態關係也像清理相機鏡頭的吹球，透過按壓球體會吹出氣來。腎元類似下

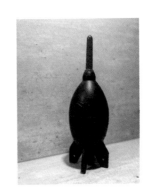

方的球體，腎間動氣則像上方的吹嘴，能將原氣送出。

腎經系統還保有腎元與腎間動氣的型態，如足底的湧泉穴與足弓的然谷穴，頭腦和脊椎等。

3. 奇經八脈：繼承奇經八脈，尤與任督衝帶四脈相關。腎經循行於人體前後部位與任督二脈有關，體腔內外部位與衝帶二脈相關。

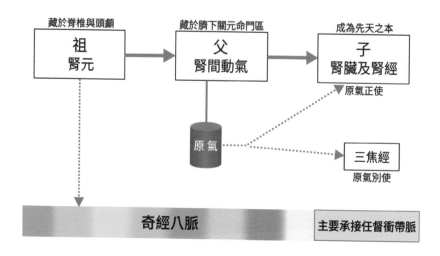

藏於脊椎與頭顱　　　　藏於臍下關元命門區　　　　成為先天之本

| 祖
腎元 | → | 父
腎間動氣 | → | 子
腎臟及腎經 |

原氣正使

原氣

三焦經

原氣別使

奇經八脈　　　　　主要承接任督衝帶脈

腎經四大系統特色

1. 以經脈系統為核心，貫脊，連絡多臟腑

　　本經是十二經脈中唯一分佈於人體前後且貫穿脊椎者，也是連結最多臟腑的經脈，充分展現先天之本的特色。其循行路線從頭到腳，從裡到外，相當完備。

2. 經別「膕腎帶舌項」線

　　以橫向聯繫為特色，起自膕窩，主線直達腎臟，橫向連帶脈，縱向繫舌本，為分佈於人體前後的腎經經脈增加側面路線，與在

體腔內形成環狀簍子結構的脾經系統，內外呼應。帶脈與脾經系統關係密切，腎經在胸腹部連結多個臟腑，全權委由脾經系統代為保護緩衝及固定位置。

3. 絡脈「大鍾包腰脊」線

心包經是本經的下接經，本經絡脈則直接走到心包下，讓絡穴大鍾穴成為本經最善於行氣活血且專於治療心胸煩悶的穴位。

4. 經筋「三明治經筋結構」

以包覆下肢和腰背部的經脈為主。本經與脾經、膀胱經從下肢到腰背部的分佈規律為脾經在前，腎經在中，膀胱經在後。三條經筋從足到頭都如「三明治」般的並行與相合。此結構中間所夾的正是脊椎及胸腹腔，腎主骨生髓通腦，脊椎及腦部都屬腎管理，加上腎經貫穿脊椎，腎經在腰背的重點就是脊椎，胸腹腔為臟腑所在處，故此三條經筋形成堅實的三明治結構正是為了保護脊椎及內臟而設。

腎經四大系統重要循行部位表：

特 色		經脈	經別	絡脈	經筋
			膕腎帶 舌項線	大鍾包 腰脊線	三明治 經筋結構
腰背部	枕骨				V
	項		V		V
	舌本	V	V		
	腰脊	V		V	V
	帶脈		V		
	陰器				V
胸腹部	心包			V	
	心肺肝	V			
	腎	V	V		
	膀胱	V			
下肢部	膕中	V	V		V
	內踝	V		V	V
	跟部	V		V	V

腎經系統獨有之特色

1. 經脈分為內外兩條路線

　　內行路線：連接最多臟腑，是維持人體生命機能的重要路線。

　　外行路線：從人體最低部位的足心，沿著下肢一路上行到腰背，是維持人體支撐結構的關鍵路線。

2. 四大系統分出三條路線

　　外行路線：從足心到項部，縱向貫穿身體後側，與督脈並行。

　　內行路線：從腎轉到膀胱，由後向前穿越人體，另條直脈上行至胸部，再度縱向貫穿身體前側，與任脈和衝脈並行。

　　環形路線：從十四椎出屬帶脈，環繞身體一周，連結人體前後側，並成為人體外圈的防護結構。

　　腎經系統這三條路線宛如夾板般 hold 住人體，讓身體具有固定安穩的型態，其他器官才能安住其中，逐漸成長發育成熟，這也只有「先天之本」的腎才可能具有的能力吧！

3. 守護脊椎

　　脊椎是支撐人體結構的關鍵，腎經從內部以漩渦螺旋方式貫穿脊椎，並保護督脈，還透過巨大的膀胱經系統在外部加強保護。

4. 三明治經筋結構

實力雄厚的腎經系統與背景雄厚的膀胱經系統相合，經筋在下肢部與脾經經筋並行，這些連結關係都讓腎經系統得以擴張勢力，展現「先天之本」的實力，而且還具有 Reset 的能力，可以重新設定身體的狀況。

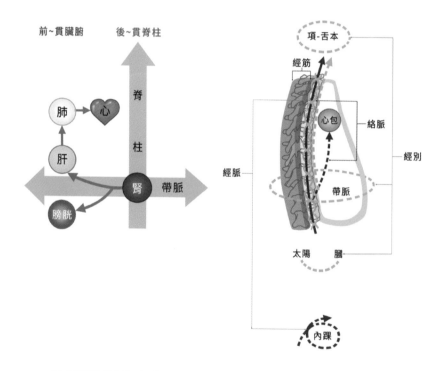

腎經經脈這條實力雄厚的內行路線跨越人體的時間與空間，以下就從這兩方面來解密。

✲ 解密：從經絡循行關係，看腎經貫穿身體空間所創造的「前病後治原則」。

本經的內行路線從身體後側的腎臟，穿過體腔，走到身體前側的膀胱、肝、肺、心等，很像台灣南部的南迴公路，由後山的台東轉到前山的高屏地區，是東部與西部很重要的運輸道路，若前山或後山的道路有阻礙，一定會影響另一邊的疏運，人體也是一樣。

腎屬水是「地下組織」，腎經循行從人體最低部位到下肢再到腰背，前面所討論的足跟痛及膝關節疼痛，都可以循著腎經所經過的腰背部位著手改善；反之，腰背部的痠痛也可從下肢治療，這就是中醫高超的「下病上治，上病下治」應用原則，並非痛哪裡就治哪裡，「頭痛醫頭，腳痛醫腳」的方式。

同理，腎經穿越體腔，連結人體後面及前面結構的經絡特色，又提供中醫「前病後治，後病前治」的治療原則。例如腰部痠痛，除了可採用「上病下治」的原則，在腎經所經的腳跟附近取穴治療外，也可以在胸腹部，例如腎經所經過的肚臍附近部位取穴治療。

✪ 解密：從臟腑連結關係，看腎經穿越身體時間所創造的「共榮共享關係」。

腎是人的先天之本，儲存了維持生命很重要的物質「精氣」，五臟六腑皆須仰賴腎精濡養，因此每個器官當然都期待他關愛的眼神，以期得到特別的照顧和給予。腎臟宛如家中慈祥的長輩，從善如流，五臟除了脾之外，將肝、肺、心三臟攬在一起關懷照顧。這種多臟腑的連結關係也是腎經所獨有的。

個別來說，腎與肝、肺、心三臟各自建立專屬且私密的雙向關係。就像家族中的晚輩會跟長輩討關愛，同時也會取悅及照顧長輩一樣，雖然年齡不同，但能跨越歲月的差距，建立互相體貼照顧的親密關係。同理，腎為先天之本主藏精，是五臟之中最「年長」也最「富裕」的，但它並未因此倚老賣老或恃寵而驕，而是透過「肝腎同源」、「肺腎同源」、「心腎相交」，融入其他臟腑，親炙它們的活力，互相支援，從而建立「黑色俱樂部」，這就是腎經穿越身體時間而創造的「共榮共享關係」。另一方面當然也存在著共衰的現象，所以「護腎」就成為保健養生大法。

腎經系統概念圖

本書談了許多腎經概念，我也常運用在臨床教學上，有回一群 R 1 的住院醫師聽我分享腎經概念後，製作了一張很有趣的腎經系統概念圖如下，在此跟讀者們分享：

1. 足心及足弓：腎主水有漩渦力量，加上腎間動氣從此處啟動，因此形成衝浪和風火輪的型態。

2. 照海穴為陰蹻脈的交會穴，是腎經風火輪中最會「踢球」者，讓腎經經氣可以一路上衝，以漩渦方式貫穿脊椎。

3. 膀胱＋腎經＋脾經經筋成為「三明治經筋」，強大的膀胱經鱷魚裝裡面藏有一個小小沈醫師。

4. 腎開竅於耳，主人體中軸的脊椎與下肢，兩個加起來就像竹蜻蜓，是維持人體平衡很重要的機制。

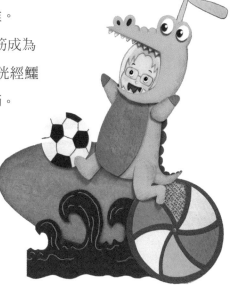

腎經經脈連結四臟，唯獨沒有連結脾臟，主要答案就在三明治經筋系統。

　　脾經經脈與經筋系統一路上與腎經系統並行，脾經經脈以其特有的強大升提力量幫助腎經經脈向上節節過關，貫穿脊椎，脾經經筋以其特有的簍子結構與腎經一起護持脊椎，並協助固定臟器。脾經跟膀胱經一樣，都是腎經系統如影隨形的密友。

　　臨床上，脾腎關係非常密切，例如《傷寒論》在治療手足少陰病時常使用苓朮這類脾經藥，請參考下圖。

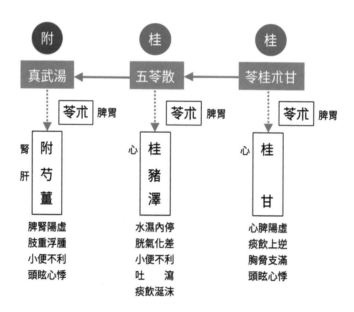

既然一路相伴，腎經就無須耗費能量再來連結脾臟，這也符合《道德經》所說的「大音希聲，大象無形」吧！

 ## 中醫師不傳之祕：腎積奔豚的思考

《難經》在五臟之積介紹：「腎之積名曰賁豚，發於少腹，上至心下，若豚狀，或上或下無時，久不已，令人喘逆骨痿少氣。」豚即豬也，豬為水畜，因此屬於腎。

顧名思義，賁豚是小豬到處狂奔亂竄，因此腎氣積滯時會出現類似的氣機逆亂之證，此逆氣循著腎經經脈，發自於少腹，向上衝到心下，氣亂時上時下，不規律也無停歇。若是久病不癒，則會損及腎臟而出現喘逆、骨痿、少氣等證。

《金匱要略》也有奔豚之症：「奔豚病從少腹起，上衝咽喉，發作欲死，復還止，皆從驚恐得之。」

此處「奔」同「賁」。腎主恐，《金匱》指出本病乃因受到驚嚇之後出現氣機逆亂之證，從少腹上衝至咽喉，發作時痛苦欲死，過後則一切如常。

臨床上遇過這類病人，只要聽到有氣從肚子向上衝，人很難過，過一段期間氣又自己消了，好像沒病一樣，就知道是「奔豚」。以針灸治療效果不錯。

突顯腎經、脾經與衝脈的關係

合參《難經》與《金匱》所述，皆與腎有關。但再深究其理，其實與衝脈更為密切。衝脈本具有「上衝」之特質，逆氣從少腹至胸中為衝脈路線，腎經延伸至咽喉舌本處，且在《難經》五臟之積中，唯有腎積有動態衝逆之象，因此奔豚之症突顯腎經與衝脈的關係。

前文介紹過，衝脈交棒給腎脾兩經，兩經都具有衝脈上衝上提的特質及必要性，如腎經必須由下而上衝過脊椎，脾經因為需要顧護臟器。但兩者有所差別。

脾經經筋的簍子結構與帶脈合作約束腰腹部，帶脈分佈在體腔外側，前文介紹「腎著湯」證，腰冷痛腹重，即為脾經與帶脈合病，造成向下的異常結構。

腎經連結臟腑，衝脈分佈在體腔之內，「奔豚」為體內逆氣從少腹至胸中，甚至咽喉，乃腎經與衝脈合病，造成向上的異常氣機。

奔豚病在上中下三焦，故也分上中下三焦而治。在下焦與中焦治方中，都出現桂枝甘草，可見本證存在上焦心陽虛，導致下焦陰水上逆的病因病機，也可以視為心、腎相交功能異常的一種表現。

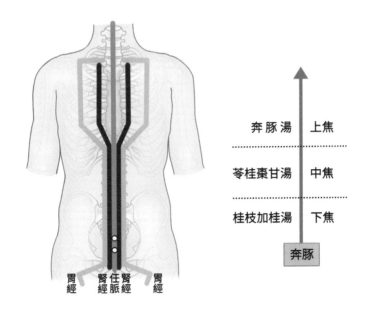

奔豚湯	上焦
苓桂棗甘湯	中焦
桂枝加桂湯	下焦
奔豚	

胃經　腎任腎　胃經
　　　經脈經

中醫師不傳之祕：
腎經系統與《傷寒論》的經方地圖

　　腎經系統與《傷寒論》少陰病經方有許多值得進一步探討之處，但本書篇幅已經過大，只好將已經完成的兩份腎經經方地圖供大家參考，以說明少陰病證和其他病證的動態變化，與因應處方其實都循著經絡路線發展，只要掌握經絡，就能洞燭機先。

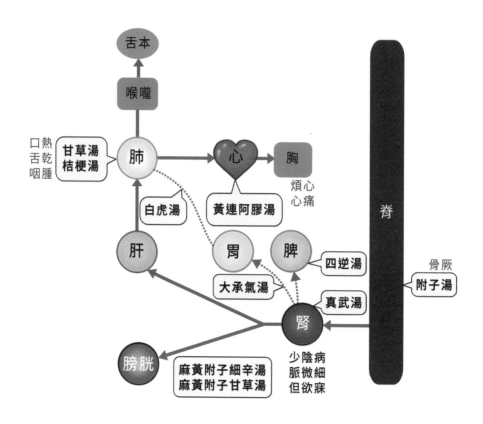

腎經系統與少陰病的經方地圖

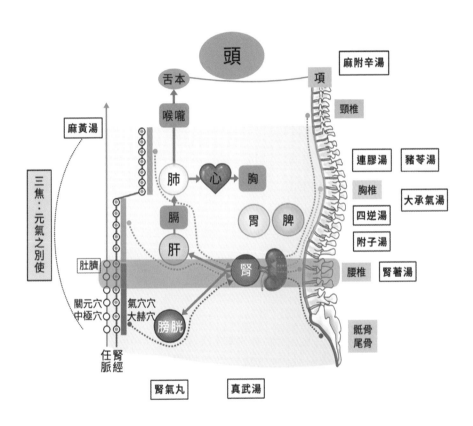

腎經系統與其他病證的經方地圖

中醫師不傳之祕：《傷寒論》少陰病死證分析

早期開始讀《傷寒論》時，很驚訝看到最多死證的竟然是少陰病，而不是最後的厥陰病。

後來深入閱讀匯整後才發現其中深意，並在 2005 年 3 月中醫藥研究論叢「探索《醫宗金鑑・訂正仲景全書傷寒論注》中少陰篇之動態辨證觀～並回應《劉渡舟醫學全集》中『《傷寒論》少陰篇條文組合的辨證意義』一文」加以歸納探討。

少陰病死證有兩種類型：

● 第一類「陰盛格陽」導致陽亡為主要病機者，整理於下表。

病機	《傷寒論》原文
陰盛格陽	少陰病，下利脈微者，與白通湯，利不止，厥逆無脈，乾嘔煩者，白通加豬膽汁湯主之。服湯脈暴出者死……
真陽外越欲絕	少陰病，脈微細沉，但欲臥，出汗不煩，自欲吐，至五六日，自利，復煩燥不得臥寐者，死。
有陰無陽	少陰病，吐利躁煩，四逆者，死。
	少陰病，惡寒身踡而利，手足厥冷者不治。
	少陰病，四逆，惡寒而身踡，脈不至，不煩而躁者死。
陽氣脫亡	少陰病，下利止而頭眩，時時自冒者死。
	少陰病，六七日，息高者死。

《內經》提到：「大骨枯槁，大肉陷下，胸中氣滿，喘息不便」為死證，可補足少陰病所未詳述者。

● 第二類以「陰液消亡」導致陰亡為主病機者，可見於少陰病大承氣湯三急下證以救胃腎陰液：

少陰病，得之二三日，口燥咽乾者，急下之，宜大承氣湯。

少陰病，自利清水，色純青，心下必痛，口乾燥者，急下之，宜大承氣湯。

少陰病，六七日，腹脹不大便者，急下之，宜大承氣湯。

急下之意有二：一字面意思是趕緊服用，二不管病情表裡之別，先攻下治裡病。《傷寒論》非常重視治療順序，譬如先表後裡，但當病情嚴重危及生命時，必須趕緊攻邪，以救正氣或陰液，此時會先略過一般的治病順序，先裡後表。

少陰包括手少陰心經及足少陰腎經，兩者是十二經脈三組團隊中最耗費能量的「聚餐團隊」主角，存有心腎水火上下相交的關係，是維持生命最重要的兩臟，因此少陰既是陰陽界也是生死界，所以人體才會在表裡經關係之外，額外提供心臟「心包經」與腎臟「三焦經」來協助其功能。

從腎經系統的特色來看，腎為先天之本，藏有陰陽，一如太極圖的陰中涵陽，陽中涵陰特色，本身即為水火之臟，維持陰陽水火關係平衡一直都是腎臟的關鍵任務，只要陰陽平衡，疾病就有轉機，一旦陰陽失衡，嚴重者或陽氣脫亡，或陰液消亡。陰陽本就互根，無論陽亡或陰亡，都會導致陰陽離決，生命無根，當然都是死證。

　　腎經系統承接自腎臟三部曲，歷經奇經八脈的交棒，是所有臟腑經脈之中，唯一能貫穿生命之始的受精卵到生命之終的吐氣，所以照顧好腎經系統就能時時 Reset，重新設定，形塑陰陽平衡的健康身體。

腎經的保健

腎臟為先天之本，「護腎」一直都是保健養生者的重點，這部分的運用也很適合以種子概念來思考。

一、飲食補腎臟

　　腎為先天之本，脾胃為後天之本，尤其中老年人要特別注意飲食均衡，充足且適當的營養，讓後天得以時時滋養先天，身體才能持續健康，老而勇健。

　　適合補腎的食物有：

　　型態：由於腎為人體的種子，因此種子類食物有益腎臟，如栗子，還有形狀類似腎臟的腰果、核桃等。

　　顏色：黑色屬腎，因此深色的食物都能護腎，我常說「紅到發紫，紫到發黑者」尤佳，像深色葡萄、黑木耳等。

　　味道：腎屬水，鹹味走腎，飲食中適當的鹽份有助於腎，有一些補腎的中藥，如六味地黃丸，中醫師也會建議以淡鹽水服用，能將藥物引至腎以發揮功效。

二、陽光助長骨

　　現代人都知道，骨頭的重要成分是鈣質，維生素 D 能增加腸

胃道對鈣質的吸收，促進骨骼生長。維生素 D 可透過陽光、食物和藥物等攝取。而曬太陽是最簡單的途徑，紫外線照射可補充足量的維生素 D，因此稱為「陽光維他命」。

多曬太陽，加上適當的運動，不僅讓分佈於體表的足太陽膀胱經接收大自然的太陽光，強化免疫力和筋骨，也有助於補腎壯骨。強壯筋骨對於青少年的轉骨尤其有益。

三、呼吸護原氣

現代人生活緊張，許多人平時呼吸都是淺而疾，甚至會莫名的憋氣，若再加上一些壓力，就容易出現喘促或呼吸困難的現象。

為了避免這種情況就多練習深呼吸的方式，如腹式呼吸等。由於腎主納氣，腎間動氣位於丹田，若能將氣納入丹田，則呼吸有根，深而長的呼吸能讓氣機到達丹田與腎間動氣共振，不僅減少胸悶喘促的情況，更有助於原氣在人體的推動及敷佈。

四、活動固耳牙

腎開竅於耳，齒為骨之餘，建議大家可以透過以下兩個活動官竅的方法來養生。

1. 揉耳拉耳法

腎開竅於耳，搓揉拉耳自古就是傳統保健法，可強腎補腦，聰耳明目。近代發現耳朵是個全息胚，為全身臟腑器官的生理／病理反應區，貼耳豆或揉按耳部就能改善全身病情。依此來看，與中醫對於腎臟的理論是相符的。

2. 叩齒吞津法

自古以來就有這種保健法，早上起床時，有節奏的輕輕叩擊上下牙齒。清朝醫家尤乘先生說：「齒為筋骨之餘，宜常叩擊，使筋骨活動，心神清爽。」據傳宋代文豪蘇東坡也會叩齒養生，他說：「一過半夜，披上上衣面朝東南，盤腿而坐，叩齒三十六下，當會神清氣爽。」腎經經脈循喉嚨，挾舌本，吞嚥練功狀態所產生的津液也有助於補腎養生。

現代醫學發現，多用牙齒咀嚼食物可以預防失智。在中醫來看，這正是透過「牙齒—腎臟—腦部」的連結關係，鍛鍊牙齒同時也促進腦部的活動。

五、腎藏陰陽水火，保暖為先，勿忘補液

人是天地珍貴的產物，與天地共振。天地有春夏秋冬四季以

長養萬物，無論季節或萬物都有寒熱溫涼四氣，人體亦然，而腎藏陰陽水火正是明證。因此維持健康的關鍵在於陰陽平衡。現代中醫師特別強調散寒保暖，但有醫師建議少吃甚至不吃水果，這些觀點也許適合某些型態的病人，並非普世價值。人體有因人、因時、因地的三因制宜特質，即使是同一個人在不同的時節或國度，身體狀況也會隨之改變，不適合單一法則，提醒大家還是要慎思。

「陰陽水火」是人體生理機能的高度概括，維持陰水與陽火的平衡是生命的要件，腎經本身就藏有維持平衡的區域，如：

1. 足心區及湧泉穴＋內踝黃金圈——維持水火平衡

此區為腎經重要區域，尤其足心的湧泉穴、環繞內踝的然谷穴、太溪穴、照海穴等，與腎氣密切相關，平時注意保暖以協助腎氣推動，天冷時泡腳以保暖，搓腳以行氣血。尤其老年人在秋冬季節容易出現頭暈、腰痠腿軟、頻尿、頭重腳輕等現象，這都是人體陽火之氣過度向上跑的結果。中醫稱為「上盛下虛」，甚者出現頭熱足冷。中醫有「頭冷腳熱」的保健原則，如加強揉按黃金圈及泡腳，引火歸元，頭部清爽，調節人體上下平衡讓下肢暖和。

前文提到，晚上護腳不抽筋的秘密是保護湧泉穴不要受寒。

因為睡覺時腳底易露在被子外面，寒氣會趁機從湧泉穴入侵，沿著腎經所過的跟腱及小腿肚內側向上行，這條路線本是肌肉較緊的部位，加上「寒主收引」，小腿肌肉就會抽筋。

如果腳心容易出汗，即使天冷也一樣，通常代表腎有虛火，建議飲食不要過鹹，多補充水份，多吃深色蔬果，少熬夜等，讓腎水逐漸恢復，降低腎火，就能改善異常出汗現象。

2. 關元命門區──守護腎間動氣

腎間動氣隱身於肚臍下方骨盆腔內的關元命門區，此區實為生命之根本。

位於腰背部督脈十四椎下方的「命門穴」，一如穴名，是攸關生命的門戶；位於下腹部任脈臍下 3 寸的「關元穴」是與肝、脾、腎三經的交會穴。奇經的任、督、衝三脈都起於胞中會陰部，此部位在生命早期階段是關元命門區的雛形。衝脈再從陰部向上撐起簍子結構，帶脈環繞身體一周，四條奇經提供充足的氣血與堅實的保護。所以肚臍與會陰部之間的下腹部，俗稱「丹田」，是很重要的保健區域，須加以保暖，尤其不能受寒。

心為君主之官，也會想辦法參與下腹部這麼重要的部位。前文說過，由於心臟位於上焦，因此委由相表裡的小腸將募穴放在關元穴，再出一條胞脈與關元穴銜接，此胞脈會通過「關元命門

區」，心臟因此有參與生命根本區的良機。

關元命門區屬於三明治經筋結構中的重要部位，位於生命的兩個源頭之間：上方的肚臍是己身與母親的連結，下方的生殖系統是與下一代的連結。

本區的重要性提示了自古以來做為養生保健重點部位的原理，所以下腹部平日應注意保暖，常看到年輕女孩夏天穿著前露肚、後露腰的性感服裝，都不免擔心她們日後的身體狀況。此外，練習腹式呼吸、導氣等運動功法，也能守護腎間動氣。

六、保腎功法與運動

腎有「作強之官，伎巧出焉」的特性，提示人體「用進廢退」的原則，只要透過持續的鍛鍊，如多用腦力或多做運動，加上腎與本能有關，就可維持本能，培養出好的技巧與體能，可以預防失智或失能。

腎主「封藏」的特質，也提示我們不要過度外耗心神，就像《內經》說：「恬淡虛無，真氣從之，精神內守，病安從來？」減少慾望，讓心不要外求，精神內守，身心寧靜與滿足，就能護腎養精，延年益壽。

腎經還深藏許多古今中外的保健秘密：

1. 傳統功法：如太極拳等，重視足底發力，透過站樁方式訓練直行的力量，纏絲勁訓練旋轉的圓形力量，這些都能強健腎經系統。

2. 拉筋凳：經筋篇介紹本法透過延展陰器，拉開任脈、督脈和衝脈，還有足三陰經筋和胃經經筋，因此具多種療效。

3. 核心肌群訓練：類似三明治經筋結構，保護脊椎，維持脊椎穩定度。

4. 綁腿療法：日本礒谷公良先生創設的「礒谷式力學療法」，強調不吃藥，不開刀，不用儀器，以矯正髖關節，調整兩腳長度來恢復整體健康。

礒谷式力學療法

礒谷式療法認為若脊椎扭曲，脊髓神經傳導障礙，會致百病叢生。而脊柱彎曲起因於骨盆的高低差，根本原因是大腿的股骨關節轉位造成長短腳，導致骨盆出現高低差，牽引脊椎扭曲。

本療法透過調整下肢和骨盆的位置，例如在膝蓋上方及下方，和腳踝

三處用綁帶綁緊，加上一些運動，讓脊椎回復原有的型態。從中醫師的角度來看，這些部位都與腎經系統有關。

個人試過此法，感覺很好，因為髖關節是軀幹和下肢的銜接點，以綁繩固定腳踝、膝關節上下方與脊椎，類似前文介紹的竹蜻蜓，讓人體回復到初始狀態，此時氣血開始大量流動，產生熱能，鬆緩緊繃的肌肉，關節也能回到正常的位置，改善腰背痠痛，所以本法可做為鍛鍊腎經的好方法。

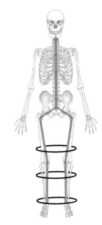

礦谷療法固定下肢
與脊椎關係圖

七、腎經常用保健穴位

腎經共有 27 個穴位，分佈在下肢陰面後線及胸腹靠近中間部位。下肢部有 10 穴，胸腹部穴位都位於任脈與胃經之間，腹部在任脈旁開 0.5 寸處共 11 穴，胸部在任脈旁開 2 寸處共 6 穴。

就穴位特性來說，下肢部穴位雖然較胸腹部為少，但在功能上卻非常強大，尤其環繞內踝一圈的路線藏有維持腎臟功能的重要穴位，是腎經的黃金圈，也是腎經的搖滾區。胸腹部的穴位與衝脈共用，功能上多以治療局部病變為主。

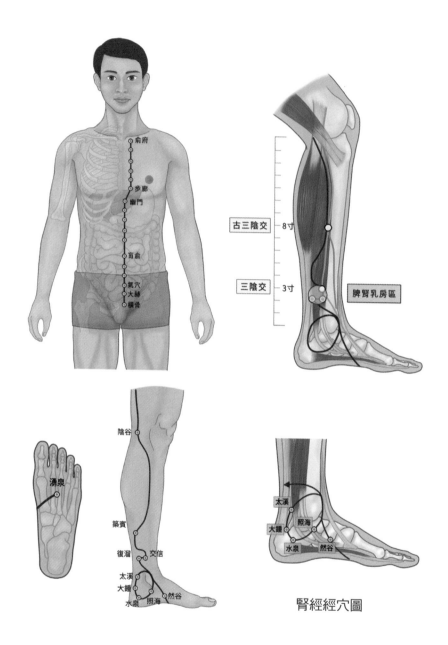

俞府
步廊
幽門
肓俞
氣穴
大赫
橫骨

古三陰交   8寸
三陰交   3寸

脾腎乳房區

陰谷

湧泉

築賓

復溜   交信
太溪
大鍾
水泉   照海 然谷

太溪
照海
大鍾
水泉   然谷

腎經經穴圖

經脈篇介紹過，本經位於足部的穴位名字很有深意，也都展現出對於腎經的特殊貢獻。

1. 啟動和湧現生命力的湧泉穴（KI1）：位於足底橫弓W型凹陷處，此處也是足心肌肉最薄之處。如果彎曲足趾，本穴位於足底前部出現的凹陷處，約在足底第 2~3 趾間趾縫紋頭端與足跟後端連線的前 1/3 折點。

● 最具「水井」特質者—水液湧出之處

湧泉穴是腎經第一個穴位，五行屬水，為井穴，也是人體位置最低的穴位。

過去沒有自來水的年代，井水是重要的民生用水。藏於深井的水被汲出之後就會開始流動，對於人體而言，井穴也是一樣的概念，是水液與氣機湧出之處。湧泉穴無論從位於足底或穴名來看，都是最符合「井穴」特性的穴位。

《內經》指出井穴的特質為：「五藏六府所出之處……所出為井，所溜為滎，所注為俞，所行為經，所入為合。」五藏六腑經氣透過經脈由體內輸送到體表，經氣由深而淺，首先出來的地方稱為「井穴」，最後再入於「合穴」回歸體內。《內經》以此譬喻人體猶如深井，經脈之中流動的經氣如井水。

井穴分佈大致有兩種規律，一種是位在相鄰的手指足趾末梢，如胃經的厲兌穴與脾經的隱白穴；另一種是位於同一個指頭的內外側，如心經的少衝穴與小腸經的少澤穴。要交棒的經脈通常會特別發出一條分支到要接棒的井穴，如胃經從足背發出一條支脈入於大趾縫，最後抵達大趾末梢，交棒給脾經。

　　然而，湧泉穴卻位於足心處，是唯一不在足趾末梢處的井穴。為何如此？

　　前文介紹過，橫弓連結足太陽膀胱經與足少陰腎經，湧泉穴位於橫弓的凹陷處，整個足底只有腎經一條經脈通過，也只有湧泉穴一個穴位，下一

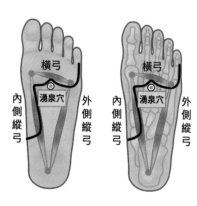

黑色線條為腎經經脈循行

個然谷穴已經脫離足心，位於足弓外側。依此來看，整個足底都可算是腎經的「末梢」。出現這個特殊現象是有其意義的。

　　足三陰經起於足部，脾經和肝經都起自足大趾的末梢，井穴也位在此處，所以井穴同時也是其經脈氣機始發之處。腎經起於小趾下方，但井穴卻不在經脈起始處，腎主水，水位於土之下方，腎經從小趾橫越足心的路線，讓足底成為「全水」的概念，宛如

海洋一般，所以整個足底可視為腎經的「末梢」。

腎臟藏有珍貴且低調的水資源，水是快速流動的物質，不宜過度開放，必須慎選一個出口，讓經氣得以啟動和進出。位於足心的湧泉穴，顧名思義是讓水液湧出，《內經》說：「少陰根於湧泉」，指出本穴是腎經氣機始發之處，經氣由此而上，就像水從深井如泉水般湧出，因此湧泉穴是最合乎「井穴」特色的穴位。

● 所出為井—氣機湧動，排毒淨化之處

前文介紹過，足心長得很像植物種子，可以踩地接收地氣。足心還藏有類似腎元的「腎精」，「腎氣」為腎間動氣分給腎經的專屬品，腎氣將腎精從足心的湧泉穴湧出。因此湧泉穴能讓氣機湧動，是腎經氣機的重要入口與出口。

在我們的診間基於安全及舒適考量，都會安排病人臥床接受治療。年輕醫師跟診時會特別提醒他們，儘量不要站在病人腳底的後面。為什麼呢？

因為在針灸治療過程中，會啟動病人的氣機。正氣一旦轉動，就開始清理堆積在體內的瘀血、濕氣、痰濁等病理產物。這些產物有些會在體內直接處理，一部分則會排出體外，如變成汗液或病氣排出。

中醫觀察大自然的原理，發現「清氣」輕盈易向上升，例如

水蒸氣，「濁氣」沉重易向下降，例如泥巴水。湧泉穴位於人體最低的位置，正是濁氣病氣排出體外的重要管道。

這個治療方法來自多年前一位肝功能異常的病人，某日重現診間，沮喪懊惱的帶來壞消息，他的肝硬化加重，右脅肋持續且嚴重的抽痛，轉身不利，難以入睡。仔細觀察病人體格臃腫，面色暗沉，一看便知氣血痰濁嚴重淤積，加上脈象澀滯不利，右脅肋非常腫硬，於是決定採用針刺湧泉穴的「人體排污法」，原理可參考右頁圖。

在湧泉穴下針行針之後，請病人按壓右脅痛處。咦？痛感竟然消失了！而且脈象較為和緩，右脅肋腫硬也改善了，病人很驚訝，醫師超開心！下週回診又再度針刺湧泉穴，右脅肋腫硬明顯改善，針後病人直呼：「身體好舒服啊！」

本法特色不僅在於腎經，還有湧泉穴的結構。整個足底都屬於水，也唯有水才有漩渦。人體宛如一個洗臉盆，盛納諸多組織器官，湧泉穴就像洗臉盆的排水孔，當盆裡藏污納垢時，針刺湧泉穴就像按下排水孔一般，將污垢一舉排出，這也算是一種「釜底抽薪」之法。

綜前所述，身為人體最有井穴特質的湧泉穴，既能吸地氣，也能排病氣。平日保健可在此穴多加按揉及保暖，若足底部僵硬

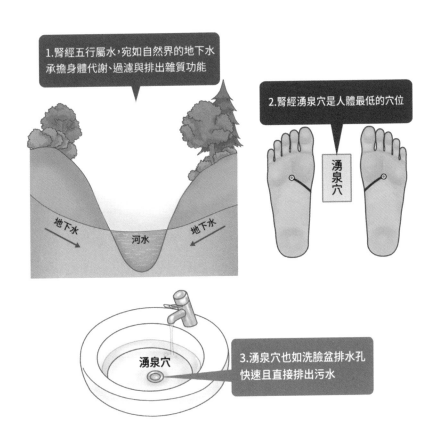

1.腎經五行屬水，宛如自然界的地下水
承擔身體代謝、過濾與排出雜質功能

地下水　　河水　　地下水

2.腎經湧泉穴是人體最低的穴位

湧
泉
穴

3.湧泉穴也如洗臉盆排水孔
快速且直接排出污水

湧泉穴

針刺湧泉穴的「人體排污法」

有硬皮，建議使用磨腳石逐步將之磨去，改善氣血循環以護腎。

　　臨床上，湧泉穴加艾灸可讓氣機上行，貼蒜灸可讓氣機下行，
針刺則可雙向調節氣機，但是過於體虛之人不宜針刺。

● 橫跨陰陽界

十二條經脈在手足末梢的「井穴」也是相表裡的陰經與陽經經氣交匯處，所以十二井穴都具有陰陽交接的概念。

位於足底的橫弓路線是腎經從足外側轉向足內側的重要通路，足外側為膀胱經屬於陽，足內側為腎經屬於陰，因此橫弓可視為「足心陰陽界」，湧泉穴就位於此陰陽界的中心點，就具有轉換陰陽的特質。

在《傷寒論》中，麻黃湯主治太陽病的表證，麻黃附子細辛湯主治少陰病的表證，若將兩個方劑與經絡合參（如下圖），可以看出湧泉穴正位於兩經之間，同時也是陰陽之間，因此湧泉穴既可治病也可解表，表裡內外皆可同治。

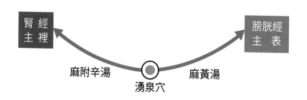

● 善治耳病且補腦

足底型態不僅像種子，也像耳朵和腦部，因此常按湧泉穴令人耳聰目明，還能補腦防老。此外，足底位於人體下部，撐住了身體，肩背位在人體上部，也同樣撐住身體，所以按揉湧泉穴也能改善肩背痛。可見照顧湧泉穴是一舉數得的好事。

腎經圍繞內踝的黃金圈，從然谷穴到照海穴都能補腎健骨護腦防老化，平時可多按摩本區穴位。

2. 補陽生火的**然谷穴**（KI2）：位於足弓內側，舟狀骨粗隆下方的赤白肉際處。

　　然谷穴為榮穴，五行屬火，是腎陽最足，活力與火力都最旺的穴位，可視為「燃谷穴」或是燃燒穀物的「燃穀穴」。

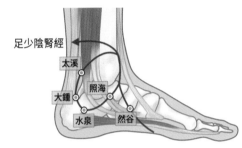

腎經的內踝黃金圈

● 補腎陽要穴

　　人體將然谷穴排在湧泉穴之後是有深意的。當腎經經氣從湧泉穴如泉水般湧出時，經過然谷穴添加柴火燃燒後，就能將水液蒸騰氣化，轉化為動能，讓經氣向上衝。以煮水來說明，湧泉穴湧出的經氣像壺裡的水，然谷穴像爐火，剛好本穴所在的舟狀骨粗隆是個平台，很像爐子，因此讓然谷穴更具有爐火的形象。

　　然谷穴的榮火特質不僅能補腎火，必要時也能用來瀉腎，如《通玄指要賦》就指出「然谷瀉腎」。瀉腎有兩種可能，一是瀉

腎水，一是瀉腎火。

「瀉腎水」表示腎
主水功能異常，導致水
液停蓄的水腫等證，然
谷穴可以振奮腎陽，恢
復蒸騰氣化水液功能，
改善水腫現象。

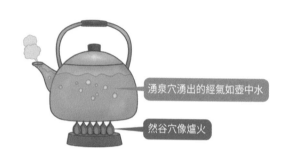

湧泉穴湧出的經氣如壺中水

然谷穴像爐火

「瀉腎火」則須多加說明。《卷四》介紹過「滎主身熱」的
特質，滎穴所主的身熱也可從體溫異常角度來說明，如「身體該
熱而不熱，不該熱而熱」的情況，滎穴透過調整經脈讓體溫回復
正常。所以然谷穴瀉腎火，是將體溫調節至平衡，而非無謂的瀉
火，因為腎藏水火，不可輕舉妄動，否則傷害人體的根本。

臨床上，我們常用然谷穴補腎陽，也可瀉腎水。須瀉腎火時，
會依據病情需要盡量選用他穴，以免不慎傷及腎陽。

● 治偏頭痛要穴

周左宇老師曾傳授然谷穴治療對側偏頭痛（頭維穴附近）的
寶貴經驗，臨床應用非常有效。其原理包括五門十變法的「戊癸
合化火」以及人體對位等，詳細機理請參閱個人論文「〈周氏針
灸經驗之一〉然谷穴治偏頭痛經驗與機理探討」。

3. 護腎養精的<u>太溪穴</u>（KI3）：位於內踝後方，內踝尖端與跟腱之間的凹陷處。

「太溪」顧名思義是「大溪」，水量充沛之意。本穴緊接然谷穴之後，表示經過腎陽蒸騰，本經經脈如大溪流般水域擴增，川流不息。

太溪穴為輸穴兼原穴，「輸主體重節痛」，善於治療腎經的疼痛疾病。本穴五行屬土，土能制水，可協助腎主水的功能，所以擅長處理腎水的問題，如腎水不足而火偏旺或腎氣不化而水腫等病。

原穴是原氣的門戶，腎經又是腎間動氣的正使，因此本穴做為腎經代表穴，既能護腎水，又能養腎精，陰陽雙調，安定精神、減少恐慌，是腎經最常用的保健穴。

4. 外貫腰脊走心包的<u>大鍾穴</u>（KI4）：位於內踝後下方，跟骨上方，跟腱附著部內側前方凹陷處。跟骨與跟腱形成 L 型，本穴正位於 L 型的凹陷處。

大鍾穴為絡穴，最善於行氣活血，通關過節，詳情參閱絡脈篇。

5. 治腎急證與水病的水泉穴（KI5）：位於跟骨結節內側面微凹陷處。有關水泉穴位置之理已在經脈篇探討。

水泉穴為郤穴，善於治療腎臟及腎經的急症，如急性腎病或腰部扭傷等。由於本穴位於跟骨難以直刺深刺，臨床常採用針刺透大鍾穴方向的「大水穴」法，治療水液代謝相關疾病以及腎經循行所過疾病，療效顯著而且快速。

按壓水泉穴會有明顯痠脹感，部分足跟痛也會牽引水泉穴周圍緊硬，因此適度的按壓有助於改善腎臟功能和足跟痛。

6. 足球金童且能開嗓的照海穴 (KI6)：位於內踝尖端正下方與距骨相接的凹陷處。臨床上為了便於深刺，下針點會稍微朝著足底方向移動。

● 來自陰蹻脈的矯健活力～足球金童

照海穴是踢毽子的部位，身為陰蹻脈交會穴，也具有身手矯健、活動力強的特色，有如踢足球般的爆發力，能將經脈之氣以更靈動的力量向上投擲，所以照海穴是腎經的足球金童。

由於本穴位於內踝尖正下方，若是出現異常張力或結構，如過度緊繃，就影響腎經下肢部位的活動度，甚者導致下肢內側與外側張力嚴重不平衡，出現《難經》所述：「陰蹻為病，陽緩而

陰急。」陽側弛緩而陰側拘急的現象。

● 結合陰蹻脈善於利咽開嗓

前文介紹過，腎經「入肺中，循喉嚨，挾舌本」，《內經》還指出：「足之少陰，上繫於舌，絡於橫骨，終於會厭。」，明顯與舌咽的發聲有關。

在奇經八脈的八法關係中，照海穴通陰蹻脈，合於肺系、咽喉與胸膈，因此「陰蹻照海膈喉嚨」的記述，也讓照海穴成為治療咽喉疾病的要穴。

經脈篇介紹過，八十多歲的爺爺因為治療癌症，導致咽喉腫硬，難以吞嚥與喝水，西醫說本症終生無法改善。爺爺仍想有生活品質，經人介紹前來中醫科診治。十幾年前第一次面對這樣難纏的病情，心裡也沒多大把握，幸好想到照海穴，一檢查穴位，發現緊張度與咽喉處類似，就從此區開始下針治療。幾次之後就能緩慢吞嚥，爺爺一直稱讚中醫很神奇。

此後累積許多治療各類頸部及咽喉疾病的經驗，從一般的咽喉腫痛、長瘜肉，到頸部放射治療、腫瘤切除後遺症等，都能有效改善吞嚥與發聲功能。

7.解毒要穴築賓穴（KI9）：位於小腿比目魚肌與阿基里斯腱之間，內踝尖端向上 5 寸處。

　　築賓穴是萬能解毒穴，可用於解酒精、藥物或體內殘留的各類毒素。為何有此功能？

　　首先，腎臟本身就具有解毒功能，本經還連結肝臟，強化解毒能力。加上築賓穴為陰維脈的郄穴，其特殊的解毒功能或許與陰維脈有關。

　　《內經》病機十九條提到「諸痛癢瘡皆屬於心」，心主血主脈，所有疼痛、毒瘡皆與心有關，許多清熱解毒藥也都入心經。

　　腎經本身連結心臟，經別走於心包下，腎經的下接經為心包經，可見腎經與心包有密切關係。在八脈八法中，心包經的內關穴通於陰維脈，陰維為病「苦心痛」，又與心臟有關。

　　以上這些關聯顯示陰維脈和心包經與人體解毒功能有關，因而提供築賓穴強大的解毒力，臨床應用時可配合內關穴加強療效。

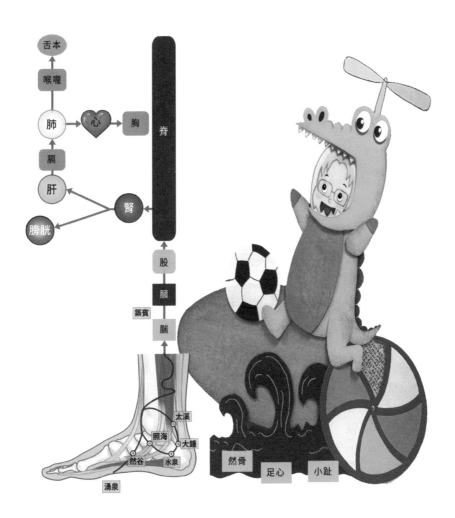

中醫師不傳之祕：解開鎖骨的特殊穴法

早期門診遇到一位業餘的國標舞男性病友來治右肩酸痛。據他描述跳舞時常將右肩聳起，還須撐住女伴，久而久之，右肩背異常痠痛，治療難癒。

檢查時，發現右側鎖骨筋膜張力很緊，靠近胸骨端的鎖骨（以下簡稱「鎖骨頭」）特別腫，用手去推根本推不動。研判應是長期施力於鎖骨，且手臂內收的機率很高，才導致鎖骨筋膜緊、難活動，真的是「鎖住」了。

鎖骨連接胸骨和肩胛骨，是軀幹和上肢的連接結構。正常的鎖骨與胸骨、肩胛骨之間形成可微動的關節，如果長期施力不當或暴力外傷，很容易導致關節張力異常而「鎖住」。當時檢查出問題，但也嘗試了許多治療方式都不見效，後來病人失望的離開，此事也一直成為筆者心裡的遺憾。

人生只要沒過關的課題總會再來扣門。幾年後再度遇到緊硬的鎖骨，而且大多為鎖骨頭腫者，幸好隨著臨床經驗的累積，思考的面向也更為寬廣。

思考 1. 鎖骨是 S 狀彎曲的細長骨，連結肩胛骨形成半圓弧形結構，這個型態與帶脈類似，帶脈又與腎經關係密切。

思考 2. 鎖骨頭就像鎖骨的火車頭，一旦出現腫緊現象，整個鎖骨都難以活動。鎖骨頭很接近腎經最後一個穴位「俞府穴」，此穴正好位於鎖骨下緣，胸正中線任脈旁開 2 寸處，也是所有正經穴位之中最臨近鎖骨頭者。

思考 3. 鎖骨頭有胸鎖乳突肌附著，兩側胸鎖乳突肌所夾之處為胸骨上窩，中央處是任脈的「天突穴」，位於氣管正前方，與咽喉功能密切相關，是治療咽喉疾病的近端穴位。

思考 4. 腎經經脈「入肺中，循喉嚨，挾舌本」，本經的照海穴是最善於治療咽喉疾病的遠端穴位，可與天突穴上下相呼應。

據此推論，腎經藏有解開鎖骨腫緊的穴位，且應該在照海穴附近。經過摸索，發現照海穴與然谷穴之間的舟狀骨與鎖骨結構類似，周邊找到相對應的穴位，我們稱為「然照穴」，意即位於然谷穴與照海穴之間的穴位。依據臨床診療經驗，只要有鎖骨腫緊現象，舟狀骨附近的筋膜也有對應的腫緊情況，所以舟狀骨對

應鎖骨，然照穴對應鎖骨頭，在此穴下針通常能解開腫緊的鎖骨頭。若鎖骨腫突嚴重，可多針圍刺然照穴。

我常開玩笑說然照穴是個人得意之作，一方面彌補當年的遺憾，另一方面因為人類的鎖骨真的很容易鎖住，一旦鎖骨卡緊難以活動，就會連累上肢與肩背，甚至還會影響心肺功能。臨床上這些部位與內臟的難治疾病，鎖骨的異常張力常是關鍵問題之一，一旦將鎖骨鬆解，後續的治療就能得心應手了。

腎經的
人生哲學

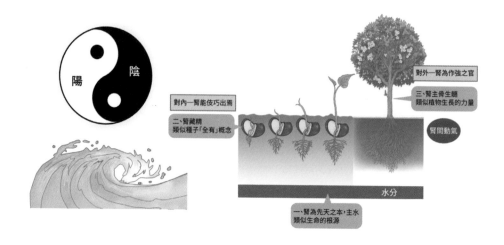

對外—腎為作強之官

三、腎主骨生髓
類似植物生長的力量

對內—腎能伎巧出焉

二、腎藏精
類似種子「全有」概念

腎間動氣

水分

一、腎為先天之本，主水
類似生命的根源

一、腎藏陰陽，唯一具有太極圖的轉動特質——
人生時時有轉圜

　　人與天地相應，天地有陰陽，腎臟為先天之本，也兼容陰陽
特質，這個特質的最佳呈現就是太極圖。我非常喜歡太極圖，因
為是有高度智慧的古代先哲留下的珍寶，能將深奧的宇宙道理融
合在簡單的圖形中，令人讚嘆！陰陽相生也呼應著天無絕人之路，
事事皆有轉圜的出口，而非絕對的黑白。

　　太極圖中間分隔陰陽的線條是圓弧形，這與地球的地軸傾斜
23.5 度有異曲同工之妙。傾斜的地軸讓太陽光直射地球的區域，
隨著地球在公轉軌道上的不同位置而異，因此產生四季變化。

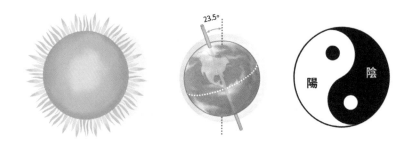

地軸傾斜 23.5 度，地球才有四季。太極圖圓弧形的陰陽軸線，氣機才能持續流動

　　反之，若地軸是直立的，太陽光永遠直射赤道，越接近赤道的區域溫度越高，越遠離赤道的區域溫度越低。無論地球如何公轉，熱者恆熱，寒者恆寒，溫度皆無變化，當然就無四季可言。天地無四季，植物就無春生夏長秋收冬藏，世界將是一片死寂。

　　太極圖的分隔線是優雅的圓弧線，代表陰陽之間有著彼此消長的動態關係，讓氣機如環無端持續流動與旋轉，陰中含陽，陽中含陰，生生不息。

　　生命會流轉，誠如老子說的「禍兮福之所倚，福兮禍之所伏」哲理，人生無論處於最高處或最低處，莫忘福禍相倚。即使處在人生低谷，也沒有絕對的黑暗，因為黎明前的黑暗正是光明的開端。所以無論夜如何的黑，只要繼續持守，必能迎向光明。

　　陰陽並存的特質代表「萬物都在其中」的圓滿概念，是歷經數十億年演化的生命賜給我們最豐足的禮物。

二、腎具有水、藏志與主骨的特質

前面章節已詳細說明腎所具有的特質，這些都與生命歷程密切相關。

水的潤澤與流動特性對應生命運轉的感嘆

水與陽光、空氣都是萬物生長所需，水也是生命的源頭，如同腎為先天之本，是生命之源。以水的不同型態來比喻或象徵生命的各種變化和心境，是文學家筆下常見的風景。閱讀本書進入了腎經宇宙許久，不知大家是否累了？在此換個心境與彙整方法，提供一些我所喜歡的詩詞以饗讀者，其中關於水的譬喻，正呼應了腎經的精神，希望大家能以更多元的理解方式進入經絡的世界。

水可轉化成雨水潤澤萬物，如唐代詩人杜甫的〈春夜喜雨〉：「好雨知時節，當春乃發生。隨風潛入夜，潤物細無聲。……」個人也很喜歡客家人「晴耕雨讀」的庭訓，雨水不僅潤澤萬物也潤澤智慧，助人也能自助，腎主水的特質讓我們的生命更樂於分享、溫潤與飽滿。

川流之水也讓人們產生歲月流逝的喟嘆，如宋朝詞人陳與義的〈臨江仙〉：

憶昔午橋橋上飲，坐中多是豪英。

長溝流月去無聲，杏花疏影裡，吹笛到天明。

二十餘年如一夢，此身雖在堪驚。

閑登小閣看新晴，古今多少事，漁唱起三更。

初讀這首詞時才二十多歲，還不識愁滋味，仍被深深震撼！是何等的人生閱歷才得出「長溝流月去無聲」、「二十餘年如一夢，此身雖在堪驚」這般心境？

古代詞人很喜歡用「漁樵」表達退隱江湖的心境，如明代楊慎的〈臨江仙〉寫道：「……白髮漁樵江渚上，慣看秋月春風。一壺濁酒喜相逢，古今多少事，都付笑談中。」時間是最好的洗劑，歷經長溝流月的磨洗，人生恩恩怨怨都成過眼雲煙！還不如去跟有智慧的白髮漁樵們聊聊風花雪月，人生多爽快呀！然而這可是詞人脫離現實的美麗幻想，在現實生活中，漁樵面對的重擔壓力可能遠大於搖頭晃腦的白面書生啊！

宋代詞人蘇東坡對於水更有感觸，〈臨江仙〉中寫道：

夜飲東坡醒復醉，歸來彷彿三更。

家童鼻息已雷鳴，敲門都不應，倚杖聽江聲。

長恨此身非我有，何時忘卻營營。

夜闌風靜縠紋平，小舟從此逝，江海寄餘生。

〈定風波〉則說：

莫聽穿林打葉聲，何妨吟嘯且徐行。

竹杖芒鞋輕勝馬，誰怕？一蓑煙雨任平生。

料峭春風吹酒醒，微冷，山頭斜照卻相迎。

回首向來蕭瑟處，歸去，也無風雨也無晴。

自由流動的江水與雨水都反襯出大詞人被貶官流放、壓抑束縛、有志難伸的無奈與困頓。

而民初詩人徐志摩的〈再別康橋〉，詩中表達對於康橋的眷戀，同時也傳遞對於離別的無奈，只能故作瀟灑的揮一揮衣袖。早期民歌年代曾將這首詩譜成歌曲。

輕輕的我走了，正如我輕輕的來；

我輕輕的招手，作別西天的雲彩。

那河畔的金柳，是夕陽中的新娘；

波光裡的豔影，在我心頭盪漾。

軟泥上的菁荇，油油的在水底招搖；

在康河的柔波裡，我甘心做一條水草。

那榆蔭下的一潭，不是清泉，是天上的虹，

揉碎在浮藻間，沉澱彩虹似的夢。

尋夢？撐一支長篙，向青草更青處漫溯，

滿載一船星輝，在星輝斑斕裡放歌。

但我不能放歌，悄悄是別離的笙簫；

夏蟲也為我沉默，沉默是今晚的康橋。

悄悄的我走了，正如我悄悄的來；

我揮一揮衣袖，不帶走一片雲彩。

持續流逝的歲月也如持續流動的水，一去不復返，連豪放詩人李白都忍不住喟嘆：「君不見黃河之水天上來，奔流到海不復回。」學中醫的好處是讓我們了解大自然的涵養，水可來可去，即使今日之水並非昨日之水，又何妨呢？

樂觀來看，水也隱含了無限的生機與可能。

水含有「重新啟動」的能力

　　水與土都能涵容萬物，但兩者還是有差異。土安穩不動，善於接納；水流動不居，善於洗淨，無論是髒污、皺褶、味道等都能改變，透過洗滌，回復原性。所以生命具備水的特質，既能自我潔淨，恢復至初始狀態，即使「長溝流月」而去，還會有其他的水流入，且能重複使用。這個重新啟動的能力一如「三明治經筋組」，可以 Reset 身體的狀況。

　　《卷四‧心經》介紹過心喜歡掌握時間，而腎是時間的記錄者與展現者，它記錄了生命的初始與結束，以及人生各階段課題的「成績」。對此，東坡先生也有體會，寫了這首頗富禪意的詩：「廬山煙雨浙江潮，未到千般恨不消。到得還來無別事，廬山煙雨浙江潮。」

　　水會隨著容器而呈現不同的型態，也會隨著周遭環境而流動，這些隨遇而安的特質，看似柔弱沒有個性，其實是善於適應環境的求生之道，所以老子說：「上善若水，水善利萬物而不爭，處眾人之所惡，故幾於道。」水能滋潤利益萬物，卻不與之相爭，且願意位居眾人都厭惡之處，是最為接近道家的清靜無為境界者。

　　水亦有其剛強的一面，滴水可以穿石，與腎藏志的堅持，和

主骨的堅毅特質相似。水也很會把握機會，只要有縫隙，便會快速湧入，與腎主腦，掌理 IQ 的聰明特質類似。

黑色力量

腎的黑色與肺的白色是全然的對比。雖然白色代表潔淨，黑色也不見得代表髒污或黑暗。小時候畫圖，最後將沒用完的顏料混合在一起就變成了黑色。從這個角度來看，黑色隱含所有顏色與機會，這種「包容」與「全有」也是腎的特質。

黑色是讓人可以休息的顏色，前人「日出而作，日落而息」。靜坐時，閉上眼睛，眼前一片黑暗之際，原本一直向外看的心就會回歸到內在世界，所以黑色所蘊含的不是負面能量，反而可以靜心內視，回歸自我，讓人回歸與地球深處的連結。

結合水與黑色的特質，印度詩聖泰戈爾說：「小容器內的水閃耀光芒，大海中的水卻深邃如黑。小道理有明確的話語可闡述，偉大的真理卻有深遠的靜默。」所以「黑」不是「無」，也不是「暗」，反而是一種深邃無垠的廣大智慧。

腎主恐，人們常在面對黑暗時產生恐懼感 。如果罹患嚴重腎病而生命不飽滿時，內心也容易出現空虛感。腎主骨，骨骼就像

外顯性格，腎越虛弱，骨骼就必須越強才能 hold 住身體。這種關係展現在性格時，內心越空虛，外在表現就會越強勢的狀況，也算是一種「虛張聲勢」吧。真正的腎強應如前述的靜心內觀，回歸自我，多踩地氣等，腎穩定了則全人皆穩。

腎藏志，主骨的「愛拚才會贏」精神

1980 年代台灣經濟起飛，〈愛拚才會贏〉這首歌傳遍大街小巷，推波助瀾，社會上瀰漫著一股拚搏精神。歌詞：「一時失志不免怨嘆，一時落魄不免膽寒。那通失去希望，每日醉茫茫，無魂有體親像稻草人。人生可比是海上的波浪，有時起有時落，好運歹運總嘛要照起工來行。三分天註定，七分靠打拚，愛拚才會贏！」在那個年代，大家都有著不服輸的志氣，以「愛拚才會贏」互相期許勉勵，因此創造出台灣的經濟奇蹟。

腎主骨，貫穿脊椎，代表人的骨氣與風骨，不輕易為五斗米折腰。腎藏志與原氣，具有堅持理想與初衷的特質（沈醫師就堅持中醫醫療與傳承初衷）。腎經從頭到腳，頂天立地，腎間動氣提供向上的衝力，給予奮發向上的志向，英雄不怕出身低，只要有骨氣，肯努力，人人都有一條向上的道路，一定出頭天。

過去常聽長輩說：「人不會因為工作過度而死。」年輕時相

信這個說法，隨著年齡與工作量的增加，加上「過勞死」的新聞報導，深深體會「即使有再強的意志力，永遠不會勝過身體力」。腎藏志主骨，適當的堅持與努力，保持無須依賴別人的志氣與風骨，很好！但是過度拚搏還是會付出身心的代價。

腎也主濡養腦髓與臟腑，超過身心負荷的意志力會嚴重侵蝕身體。媒體曾報導多位企業家年輕時努力打拚，中老年之後，百病纏身或突然間撒手人寰，都在在提醒我們，適度的努力和休息才是護身護腎之道！

三、腎具有種子、腎間動氣的特質

腎藏腎元，宛如人體的種子。種子也跟水一樣，保留「全有」與「飽足」的特質，腎間動氣啟動一股源源不絕向上成長的原氣。種子藏有生命的藍圖，是這一生中最重要的資產，值得我們在生命歷程中善加運用、體會與學習。

看到這裡，有沒有發現生命構造何其奧妙，本身就是一個宇宙的小循環。在「三明治經筋」組合中，腎經藏有先天強健飽滿的 DNA，腎經前面有脾經簍子提供幸福上進的 DNA，後面則有雄厚背景的膀胱經筋當靠山，這先天後天的資糧與倚靠，撐起了生命的基底，我們真的很幸福。

腎為生命之根本，頂天立地，既能如種子般圓滿與沉潛，不畏黑暗；如水般的洗滌歸零，重啟出發；也有骨骼般的堅毅與挺立，在螺旋滾動中維持平衡。所以護腎不僅是護身體，更是護心境，腎穩則全人皆穩。

　　許多醫學研究彷彿是在挖礦，企圖挖掘出人體奧秘的寶藏，抑或是矇眼摸象，想拼湊出人體的小宇宙圖。雖然知識的有限讓我們在面對人體時還有許多未知與斷鍊之處待解，但在臨床診治和經絡研究上，讓我有機會印證古老智慧遺留下來的線索和秘寶，也提醒我們應該更謙卑的去理解人體。

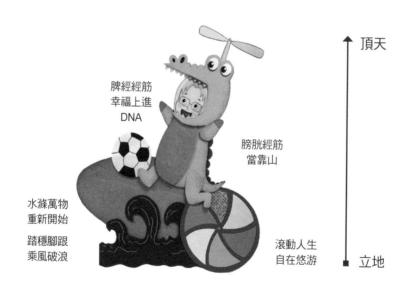

養護奇經八脈

書寫腎經過程中，經常與從事自然療法的好友滿滿分享交流，她提到從事音波療法的導師一直教他們要養護奇經八脈，透過奇經八脈的養護，讓人更有力量更飽滿。乍聽之下，第一時間就想到這不正是我在這本書裡一直強調的重點，也是腎經與奇經八脈微妙的關聯之處！

她在從事自然療法的過程中，體會到健康的奇經八脈宛如會發光的聖誕樹，而且這光芒還會從體內透出到體表，讓人眼神清亮，容光煥發。

至於該如何照顧好自己的奇經八脈呢？

最重要的就是**一輩子都要從事讓你有熱情且開心的事**！

聽起來似乎很簡單，不過要做得到且堅持下去卻需要毅力。

回到中醫的觀點，當然要呼籲大家一定要好好照護你的腎！腎照顧好了，也能讓奇經八脈閃閃發光吧，祝福大家都成為閃閃發亮的好腎人。

國家圖書館出版品預行編目 (CIP) 資料

經絡解密 . 卷六：解開腎經先天之本與奇經八脈的
身世之謎 - 腎經＋奇經八脈 / 沈邑穎作 . -- 初版 . --
臺北市 : 大塊文化出版股份有限公司 , 2021.06
面；　公分 . -- (Smile ; 151)
ISBN 978-986-5549-97-8(平裝)

1. 經絡 2. 經絡療法

413.165　　　　　　　　　　　　110007390

LOCUS

LOCUS